STUDENTS WITH ASPERGER SYNDROME
: A Guide for College Personnel

Lorraine E. Wolf
Jane Thierfeld Brown
G. Ruth Kukiela Bork

アスペルガー症候群の大学生

教職員・支援者・親のためのガイドブック

●

ロレーヌ・E・ウォルフ
ジェーン・ティアーフェルド・ブラウン
G・ルース・クキエラ・ボルク
［著］

藤川洋子
［監訳］

渡邊哲子
本山真弓
［訳］

日本評論社

STUDENTS WITH ASPERGER SYNDROME
by Lorraine E. Wolf, Jane Thierfeld Brown, Ruth Bork
Copyright © 2009 by Autism Asperger Publishing Co.
Japanese translation published by arrangement with
Autism Asperger Publishing Company through
The English Agency(Japan) Ltd.

序　文

　アスペルガー症候群がはじめて報告されたのは 1944 年のことである[1]。アスペルガー症候群を自閉症や他の臨床概念から区別すべきかどうかについては、いまだ多くの論争がある[2]。こうした学術的議論は続いているものの、アメリカ精神医学会による『精神障害の診断と統計マニュアル　第 4 版』[3]にアスペルガー症候群が登場したことによって、生後早い時期に認められ、長期にわたって続く社会性の障害を持ちながら、能力的には一般の人よりも優れたところがあるアスペルガーの人々にたいする関心が飛躍的に高まったことは、疑いようがない。アスペルガー症候群について、より細かい疾病分類や診断妥当性に興味をもつ人がいるかもしれないが、ここでは、実際にその問題に直面している人たちのために、現実的な課題の方を優先しよう。

　アスペルガー症候群に関する知識が増すにつれて、治療やその他のサポートも増え、大勢の人々に著しい改善成果がもたらされた[4]。このことはつまり、多くの人が、大学への進学を含め、生産性の高い生活を送れるようになったことを意味する。しかし改善が進むと、一方では、親や学生本人や高等教育機関にとってより困難な課題が姿を現してくる。本書は、アスペルガーの学生が大学生活の一員になることに関連して起こる諸問題を包括的に見ていくものである。以下に、その背景を説明したい。

　過去 10 年間、アスペルガー症候群の人々に対する理解は深まってきた。まず第一に、彼らの社会生活上・コミュニケーション上の困難がほんもので、社会の道徳観や規則からわざと逸脱しているのではない、ということが認められるようになった。これは大変に重要なことである。なぜなら、この認識が欠け

---

1) Asperger, H. (1991)., Asperger, H. (1991 translation).
2) Klin, A., McPartland, J., & Volkmar, F. R. (2005).
3) American Psychiatric Association. (1994).
4) Howlin, O. (2005)., National Research Council. (2001).

ていたためにアスペルガーの人々は時に仲間はずれにされたり、教育システムの中で苦労をしてきたのだ。理解が深まったおかげでアスペルガーの人の強みを十分生かしつつ、同時にニーズに対処するようなサービスを提供すべきだとの法整備の動きが生み出されてきたのである。

　第二に、自閉症関連疾患にたいするわれわれの視野が、該当者数の劇的な増加にともなって、大きく広がった。この劇的な増加は、否定的な注目や処分の対象となるまで誰にも気づかれなかった多くの人にアスペルガー症候群が診断されるようになったことの反映である。これらの人々には支援が必要なのだという認識が広まり、彼らの長所とともに立ち向かうべき困難がより深く理解されるようになった。アスペルガー症候群の人々の権利を守ろうとする多くの人々が彼らの福祉と成功について話し合い、行動を起こすこととなった。これらは今まではずっと、本人と家族だけが助けもなく個人的に取り組んでいたことである。

　第三に、これまで、社会性不全（pervasive social disability）と思われていたために、アスペルガーの人々にも長所があり、その長所が成功の鍵になるかもしれない、とは捉えられていなかったが、そこに大きな変化が起こった。今では、アスペルガーの人々の自立生活や就業機会や有意義な人間関係を作り上げるためには、彼らの長所を鍛え、養い、伝えていくべきだという取り組みが増えている。

　ただ、これらの進展にも関わらず、他方で、大きな課題はいくつも残っている。せっかく（米国の）小・中・高等学校システムがアスペルガー症候群の生徒たちのための改善を行っているのに、社会の側では、その学生たちが成人期に移行する際に、どのようなことが起きるかをいまだに軽視している。さらに成人になると、しばしば本人と家族にとってだけの問題となってしまう。これは、社会全体にとって途方もない損失を意味する。比較的小さなサポートさえあれば、自己満足感や充実感ある生活を送ることができる可能性があるのに、である。

　本書は、この問題に対して必要な示唆を与えることを目的としている。ますます多くのアスペルガー症候群の人々が大学生になると予想されている時に、大学システムの大部分は、彼らを受け入れる準備ができていないままだ。中には、本人の粘り強さや処理能力、および家族の深い関与と献身のおかげで成功する学生もいるが、多くの場合はそうはいかない。成功する学生たちがもっといれば、コミュニティは彼らの才能と独自の視点によって豊かになり、未来の雇用主

も、彼らの才能や信頼性や一生懸命な働きぶりに大いに得るものがあるはずだ。

　不可欠なのは、大学での成功を手助けするには何が必要か、という知識であり、アスペルガー症候群について私たちはもっと知っていくべきだ、という強い信念なのである。

　本書は、成人期へのこの重要な移行期を、最大限に成功させるために必要なプロセスを、明快に実践的に記述している。アスペルガー症候群の学生たちが直面する問題は今やよく知られているので、大学は準備しておくことが必要だ。効果的な学生とのやりとりや、役に立つリソースや支援もよく知られている。目指すべきは、学生たちが自立し、コミュニティの一員となる上で逸脱しそうになるときには支援を提供する一方で、彼らが自身の得意なことを生かしてコミュニティに貢献することが周囲から評価される、ということを繰り返し、彼らの成功体験を強化していくというものである。

　アスペルガー症候群に通じていない人にとっては、彼らが大きな知的潜在能力があるのに、現実的な社会生活上の能力が欠如しているという事実は不可解なものに感じられるだろう。あるいは、大量の知識があるにもかかわらず、日常生活に影響が出るほど整理整頓能力が欠落していたり、独特のルールや決まりごとにこだわる人がいることも理解されにくいに違いない。彼らによくみられるこうした矛盾についての知識と、彼らの心を支え育むための方法は、アスペルガー症候群の学生に接するあらゆる大学教職員が持つべきものだ。

　われわれは、アスペルガーの学生の成功のための包括的な処方箋を一冊にまとめたブラウン博士、ウォルフ博士、ボーク博士に、お祝いを申し上げる。本書が、われわれ大学の教員やサポート職員の机の上に置かれ、アスペルガー症候群の人々とともに働く医療者やセラピストにも利用されることを願っている。われわれはもはや、知識がないからよくわからないとそのままにしておくことはできない。本書こそが行動を起こすための処方箋である。

イェール大学小児研究センター所長
フレッド・R・フォルクマー

イェール大学小児研究センター自閉症プログラム・ディレクター
エイミー・クリン

日本語版刊行に寄せて

　私たちの本がこのたび、日本語に翻訳されましたことを大変、光栄に思います。

　米国ではこの10年で自閉症の症例数が大変増加しました。おそらく日本も同じなのではないかと思います。大学教育が選択肢にある学生にとって、学位取得は将来の独立と就職に大事なものだと思います。私たちはこの本が、自閉症スペクトラムの学生を支援するにあたって、大学の教職員やスタッフらが必要とするすべてを網羅していることを願っています。

　自閉症の学生はしばしば社会的なやりとりに苦労しますが、大学教育のほとんどの部分は社会生活だといっても過言ではありません。自閉症スペクトラムの学生は独特な見方で世の中を見るわけですが、私たちはその価値観を受け止めたいと思います。私たちがこの本でご紹介する方法を教室や学生寮などに少しでも使っていただき、すべての学生が利益を得ることを願っています。よい学びの方法を用いることで、すべての学生と大学コミュニティが自閉症の学生を大事な大学の一部として受け入れることができるでしょうし、彼らからも学んでいただけるでしょう。

　この本はまた、親御さんやご家族、友人や先生など、アスペルガー症候群の学生を支援しようとするどなたにとっても有益なリソースになることと思います。自閉症の学生と働くことは社会的なことです。私たちはこの本に載せた情報が、すべての人を含んだ統合コミュニティのために役立つことを願っています。

　　2016年8月

ロレーヌ・E・ウォルフ
ジェーン・ティアーフェルド・ブラウン
G・ルース・クキエラ・ボルク

CONTENTS

序文　i
日本語版刊行に寄せて　iv

第1章　イントロダクション ……………………………………………………… 1
　　　　何が必要とされているのか　4
　　　　明るい見通し　6

第2章　アスペルガー症候群とは ………………………………………………… 8
　　　　「典型的な」アスペルガー症候群の学生　8
　　　　定義と歴史　10
　　　　発症率　11
　　　　アスペルガー症候群の諸症状　14
　　　　　社会性の問題とAS／行動上の問題とAS／言語問題とAS／他のさまざまな症状（①動作のぎこちなさ　②精神医学的症状　③感覚機能障害）

第3章　アスペルガー症候群と障害学生支援サービスの諸問題 ………… 24
　　　　障害学生支援サービスの役割　25
　　　　セルフ・アドボカシー（自己擁護）　26
　　　　移行期における家族との協働　27
　　　　両親との連絡　29
　　　　移行期における学生との協働　30
　　　　　さらなる情報収集
　　　　履修登録と科目選択　33
　　　　授業予定と時間管理　35
　　　　学習課題とアスペルガー症候群　36
　　　　　論文の執筆／試験を受けること／プレゼンテーションとグループプロジェクト／ノート取り

第4章　障害学生支援サービス提供者に特有の課題 ……………………… 47
　　　　学生との接触回数　47
　　　　境界の引き方　49
　　　　　「シナリオ」の開発と「足場かけ」
　　　　保護者との接触回数　53

　　　　　家族との効果的なパートナーシップの創出　　53
　　　　　　　ヘリコプター・ペアレンツ／「知らんぷり」の親／怒れる親
　　　　　支援サービス提供者　対　臨床家　　59
　　　　　大学院生や専門職課程の学生への特別な考慮　　61

第5章　　修学上の配慮と法的問題 ……………………………………… 63
　　　　　関連法　　64
　　　　　　　1973年リハビリテーション法第504条／アメリカ障害者法（ADA）／
　　　　　　　連邦家庭教育権と個人情報保護法（FERPA）
　　　　　大学の権利と責任　　66
　　　　　開示と守秘　　67
　　　　　学生の権利と責任　　68
　　　　　配慮とは何か？　　69
　　　　　　　合理的　対　非合理的
　　　　　配慮の基本　　72
　　　　　　　ASにとって典型的な配慮というものがあるのか？
　　　　　アスペルガー症候群の学生のための具体的な配慮　　74
　　　　　認知上の課題、関係する修学上の領域、そして適切な配慮　　74
　　　　　　　試験の配慮／ライティングの配慮／ノートテイキングの配慮／明らかに
　　　　　　　すること／まとめ上げること／読むこと／実行機能
　　　　　社会性の課題、関係する修学上の困難、そして適切な配慮　　81
　　　　　　　社交不安／プレゼンテーション／グループ作業
　　　　　行動上の課題、関係する修学上の困難、そして適切な配慮　　84
　　　　　　　クラスを妨害し混乱させること
　　　　　ローテクによる配慮　　87
　　　　　ハイテクによる配慮　　88
　　　　　まとめ：大学で成功してもらうため、アスペルガー症候群による困
　　　　　　　　難の数々に、私たちはどう対処するか？　　89

第6章　　課外活動 ……………………………………………………………… 92
　　　　　認知面　　92
　　　　　行動面　　93
　　　　　社会的・対人関係面　　94
　　　　　非修学上の配慮とは何か？　　95
　　　　　さまざまな学生活動　　96

デートすること　99
　　学生のための「2枚のカード」戦略
　まとめ　100

第7章　余暇のスケジュールといじめ　102
　授業以外の時間　102
　いじめ　103

第8章　司法と関係する問題　104
　学内での問題行動と治安　104
　　危険な行動／感情と精神的な問題／危機管理／ストレス・マネージメント／投薬

第9章　教職員のこと　111
　教職員と管理者との協働　111
　教授への開示　113
　　教職員への開示の仕方／教職員への開示の良い点・悪い点
　教職員に届く、「教え時」　118
　コース（課程）での必要条件　120
　　グループプロジェクト
　教職員のための「2枚のカード」戦略　122

第10章　就職をするための準備　125
　就職活動への移行　126
　学習スタイル　127
　メンターの支援　128
　学内の仕事　129
　職場に「なじむ」ということ　133
　　オフィスでの服装／身だしなみと衛生／オフィスでの振る舞い／電話のマナー／コンピュータの利用／新しい用語／オフィスの決まりごと（タイムシート　ランチタイム　休憩　出入り口）
　教育上の段階からインターンシップ／仕事への移行　137
　面接の準備　138
　雇用主への開示　139
　組織図の理解　139

　　　　　仕事を仕上げる　140

第11章　私たちは今までどこにいて、ここから
　　　　どこへ向かうのか？──結論にかえて ……………………………… 142
　　　　　私たちは今までどこにいたのか？　143
　　　　　私たちはここからどこへ向かうのか？　143
　　　　　「内在的」対「外在的」　144
　　　　　大学内トレーニングと教育　145
　　　　　プログラムの開発　147
　　　　　すべての人に益するために文化を変える　147

　　　　　文　献　149

付録A　認知科学理論とその臨床像 ……………………………………… 165
　　　　　認知の問題とアスペルガー症候群　166
　　　　　　心の理論／中心性統合説／実行機能障害説／アスペルガーと実行機能
　　　　　症状の発達段階　170
　　　　　　初期の段階　170
　　　　　　小・中学校時代　172
　　　　　　高校時代　172
　　　　　　大学生　173
　　　　　診断とアスペルガー症候群　174
　　　　　　評価方法とそこからわかること　175
　　　　　　　スピーチと言語／作業療法／心理教育アセスメント／心理アセスメント／神経心理アセスメント／精神科のアセスメント
　　　　　治療と介入　178
　　　　　　薬の処方　178
　　　　　　教育的な介入　178
　　　　　　心理セラピー　179
　　　　　　補助的なサービス　179
　　　　　　代替の治療　179

付録B　基本的な科学知識 ………………………………………………… 181
　　　　　病　因　182
　　　　　　遺伝上の仮説／非・遺伝的な仮説／周産期合併症／医学的な状況／自己

免疫反応／環境毒素／ワクチン／脳の異常／脳に関する事実／脳の発達とサイズ／前頭葉の仮説／右脳の仮説

付録C　**書式とツールのサンプル①** ……………………………………… 195
あなたの学生を知るために
　学生のための質問票（サンプル）　196
　私が苦手なこと（徴候と症状）チェックリスト（サンプル）　203
　私のストレス耐性　207
　ストレス温度計　208
　ストレステスト20問　209

付録D　**書式とツールのサンプル②** ……………………………………… 211
学生に必要なものと支援リソースを見つけるために
　修学上の強みと弱みの割り出し　212
　必要な配慮事項　216
　大学内の支援リソース評価　217
　支援リソース計画ワークシート　218
　日課表（時間管理票）　219
　宿題と評価の追跡表　220
　学期前後のチェックリスト　221

付録E　**書式とツールのサンプル③** ……………………………………… 223
障害学生支援スタッフのためのツール
　情報開示同意書のサンプル　224
　自閉症スペクトラム障害の学生に必要な書類のガイドライン　225
　診断書を持っていないアスペルガー症候群の学生の場合　226
　内在性および外在性領域の記号化ワークシート　227

付録F　**書式とツールのサンプル④** ……………………………………… 229
大学内でのトレーニングの方法
　大学の警備担当者のトレーニング　230
　教員のための参考資料　230
　教員のためのアスペルガー症候群の学生との連携ガイド　231
　授業で困難をきたした学生のための教員への手紙のサンプル　236

ストレス体験後の「詳細分析」サンプル　238

付録G　**書式とツールのサンプル⑤** …………………………………………… 241
　　　雇用のためのツール
　　　　職場のカルチャーを知るワークシート　242
　　　　職場の比較ワークシート　243
　　　　オフィスの服装ワークシート　244
　　　　ヒント集
　　　　　―職場になじむために　244
　　　　　―電話の応答　245
　　　　入室のルール　ワークシート　246
　　　　採用面接　ワークシート　248
　　　　雇用主への情報開示同意書サンプル　249
　　　　実習用ユニットの概要サンプル　250

　　　解　説　252
　　　あとがき　256

第1章

イントロダクション

　アスペルガー症候群（AS)[1]の学生は、多くの場合、知能や学力の面では非常に進んでいる。けれども大学生活でしばしば悪戦苦闘する。それはASの人が、他の人の考えていることや行動を理解し、一斉に流れ込んでくる多くの情報を整理し、ますます複雑になる今の社会で世渡りしていくことがうまくできないこと、と関係がある。彼らは頑固だったり、完全主義者だったり、ルールの変更を拒否したりすることがあるのだ。

●●● ASの学生たちは、他の障害をもつ学生グループと異なっています

　ASの学生は時に考え方がシンプル過ぎ、社会で機転が利く人のようには行動できない。彼らは、大学生として必要とされる社会性、対人能力や整理整頓能力、自立する上で必要な自己主張（セルフ・アドボカシー）など、まさに大学やそれ以降の人生で必要とされる項目に弱点を抱えている[2]。

---

1) 本書の題名や広く本文中で「アスペルガー症候群」という語を用いるが、他の自閉症関連の障害を除外しているわけではない。私たちは、本書中で提示したさまざまな方策が、高機能自閉症、アスペルガー症候群、特定不能の広汎性発達障害（PDD-NOS)、非言語性学習障害など、自閉症スペクトラムにまたがる障害をもつ大学生のほとんどに当てはまると信じている。その意味で、文中では「自閉症スペクトラム障害（ASD)」という用語を使うことがある。
2) Wolf, L. E., Thierfeld Brown, R., Bork, R., & Shore, S. (2004, July).

現在、多くの大学は、非常に有能でありながら大学生活と格闘する、この若者たちをサポートするプログラム作りに努めている。AS の学生たちと働く大学関係者に伝えたいのは、彼らが、他の障害をもつ学生グループと異なっているということだ。AS をもつ学生は、学問の分野のみならず社会的な分野を含む大学生活のほとんどの局面で、様々な困難を経験する。それはとても広い範囲なので、サービス提供者にとっては、今まで経験したことのない新たな挑戦となる。

　AS とは、遺伝性の神経発達障害で[3]、自閉症スペクトラムの中で最も軽度な部類に入る。この障害の予後は、全自閉症スペクトラム障害の中で最も良く、多くの人が高校や大学を卒業してキャリアを積み、自立して働く成人になる。近年、新聞やテレビでは、しばしば、この自閉症と自閉症関連障害が「蔓延」し、診断数が急増していることが強調されている。

　急増の原因はまだ明らかになっていないが、現実問題として義務教育を提供する学校は AS 生徒の増加に直面しており、この子どもたちの多くが小・中・高校の学校生活をうまく送っていけるよう、努力を払っている。その結果、全国の大学もまた、AS のような自閉症スペクトラムをもつ学生数の著しい増加を見越しているが、彼らの要求に現実的にどう応えるべきか困惑しているのが現状だ[4][5]。

　筆者らが、AS に関して障害者支援サービス（DS：Disability Service）の専門家たちと議論を始めた 2000 年頃には、こうした状況はまだよく知られていなかった。近年（2006 年）、筆者の一人（ブラウン）が 42 校の大学を対象に行なった非公式調査では、四年制大学には平均 4.28 人、コミュニティカレッジや専門学校には平均 8.9 人の AS 学生がいた。アメリカ疾病予防管理センター[6]による近年の推定発症率に関する報告では、150 人に 1 人とされているが、この数は増え続けるだろうと予測されている。この増加の原因の一つには、以前

---

3) American Psychiatric Association. (1994)., Asperger, H. (1991 translation).
4) Wolf, L. E., Thierfeld Brown, J., & Bork, R. (2001).
5) 下記の本からの引用は、筆者らの許可を得ている。J. C. McPartland, A.Klin, F. R.Volkmar (Eds), Asperger Syndrome, Second Edition: Assessing and Treating High-Functioning Autism Spectrum Disorders.New York, Guilford Press. (2014).
6) Centers for Disease Control and Prevention. (2007).

は診断されなかった自閉症の境界域にいる人々[7]がより多く含まれるようになったことの反映と考えられている。今後大学内で増えていくであろう学生群は、こうした軽度の症状をもつ若者たちである。

●●●
今後おそらく大学内で増えていくであろう学生群は、こうした軽度の症状をもつ若者たちなのです

　これから、もっと多くのASの学生が、大学に入学してくるようになるだろう。彼らのニーズは、他の障害がある学生のものとは異なるが、大学は彼らの自立を促し、就職してよき働き手となっていくことを手助けできるようになるだろう。そうは言っても、この先ASの学生と交流することになる教職員やスタッフの大部分が、ASとは何か、日常生活にどのような影響を及ぼす障害なのか、ほとんど知らずにいるのが現状である。

　大学スタッフ側のわずかな働きかけや取り組みが、ASの学生たちが成功に至るための大きな糧となる。その目的のために、私たちはこの本を書いた。本書は、大学管理者や障害者センター専門家向けであると同時に、教職員や医療専門家、中学・高校の特殊教育専門家、家族、そして学生本人向けでもある。これまでに切望され、かつ役に立つ情報だけを提供することにしている。

　ASの大学生への配慮は、ひとりの学生のなかで、外在性と内在性それぞれの変数が相互に活発に作用することを理解した上で行なわなければならない。内在性変数とは、ASの学生が生来もつ様々な特質のことである。AS学生の一人一人は、認知的、行動的、社会的領域のすべて又はいずれかにおいて、「神経学的な機能上、正常な」学生から外れている。これについては第2章でさらに詳しく論じよう。外在性変数とは、各大学を特徴づけている特性——規模、場所、大学風土（校風、生徒の特性、同窓会やクラブ活動の存在、など）、コースや学位の履修要件など——を包括的に含む。外在性変数は、各大学によって、もっと言えば、各キャンパスによって決まる。

---

7) Rutter, M. (2005b).

> ●●●
> ASの学生たちにとって変化というものがどれほど困難であるか、しかも問題がそれぞれの学生によって全く違う、ということを大学教職員が理解すれば、非常に見どころのある彼らをもっと助けることができます

　学生自身の内在性変数と大学がもつ外在性変数の相互作用ばかりでなく、大学生なら誰でもが経験する変化（新しい学校システム、友人、新しい住環境など）をも克服しなければならない、という課題が、ASの学生を参らせてしまう。ASの学生たちにとって変化というものがどんなに困難であり、しかも問題がそれぞれの学生によって全く違う、ということを大学教職員が理解すれば、非常に見どころのある彼らを助けるために、私たちができることが増える。

何が必要とされているのか

　ASは、学生の日常的な生活に影響を与えていると同時に、彼らの将来にも大きく関わる。例として、雇用について考えてみよう。2004年のアメリカ合衆国労働省労働統計局によると、次の10年間に最も雇用拡大が見込まれている職業は、主にサービス業となっている。

2004〜2014年に最も雇用拡大する10の職業（http://www.bls.gov）

- 小売店販売員
- 看護師
- 大学や専門学校の教師
- お客様相談窓口
- 用務員や清掃作業員（家事手伝いや室内清掃係は除く）
- ウェイター、ウェイトレス
- 食品調理および配膳作業員（ファストフード店を含む）
- 在宅介護者
- 看護補助職、付添い
- 管理職

人間関係がうまくできない AS の人たちには、サービス業界への就職は、最も可能性の低い選択肢である。人と目を合わさず、小声でぼそぼそと話す人が、ウェイターとして飲食サービス業で働いているところを想像してみてほしい。その一方、細部まで気になる AS の人々は、大学あるいはハイテク業界で、教師や研究者としてうまくやれるかもしれない。大学キャンパスとは、最も寛容な文化をもつ場所である。大学では、ある特定の領域の専門知識をもつことを奨励するが、それは AS の学生たちが得意としていることでもある。大学教育は AS の人たちが成功するためには欠かせないものなのだ。

　また別の観点からみると、今日の求人市場において明らかに必要とされるハイテク技術やコンピュータ・スキルに加えて、以下の特質[8)]が、雇用主から期待されている。(a) やる気、(b) チームへの適応力、(c) リーダーシップ、(d) 熱意とエネルギー、(e) 知識、(f) コミュニケーション能力、(g) 意思決定能力、(h) 戦略的思考能力、(i) 組織力と企画力、(j) 柔軟な発想力、である。

　AS の人は必ずしもこれらすべての能力をもっているわけではないが、当てはまる点は少なくない。ごまかしがなく、細部まで詰めることができ、善悪の感覚が鋭く、難しい解析問題をユニークな方法で解けるコンピュータ・エキスパートを、高く評価しない雇い主がいるだろうか？　こうした能力を、豊かな知識と結びつけ、包容力のある就職口へと学生たちを送り出すことが、今後大学において私たちが取り組む課題の一つとなるだろう。

AS の学生たちを受け入れる大学コミュニティを作らなければ、将来、この大集団を社会福祉で支えねばならないことになります

　AS の学生たちを受け入れる大学コミュニティを作らなければ、将来、この大集団を社会福祉で支援することになる。アメリカ疾病予防管理センター[9)]が挙げた、150 人に一人という AS の発症率がどれほど多いかは、彼らが学歴に見合わない仕事に就いた挙句、無職となり、社会福祉サービス制度に流れ込んできた時に実感することになるだろう。仕事がなければ、彼らは家族や健康保

---

8) Tan, A. (2007).; workforce2.org
9) Centers for Disease Control and Prevention. (2000). www.cdc.gov.

険制度や国の社会福祉の重荷となっていくのである。それは無益であるばかりか、この社会の圧倒的多数の人々にたいしても不公平である。このようなシナリオを避けるために、受け入れるコミュニティを作るという変革が、今始められなければならないのだ。

明るい見通し

　朗報は、本書で説明するように、AS は時間とともに変化する、変化しうる障害だということである。いくつかの研究によると、将来もっとも成功する AS の人々を特徴づけているのは、3 つの重要な要素——年齢、症状のレベル、知能——である[10]。つまり、AS をもつ人々の成功は、比較的高い知能と関係していると言える[11]。大学で学位を取得するレベルの、知的な AS の若者たちは、将来にむけて最大の可能性をもっているといえよう。本書の主題は、大学が彼らの発達を最大限に促進できるような、さまざまな方法を検討することにある。

　大学入学準備中の自閉症スペクトラム障害の学生とともに働く各種専門家にとって、また、その学生たちの受け入れを準備している大学にとって、利用できる情報が不足している。本書は、自閉症スペクトラムの診断をもつ大学生と働く、大学の障害者サポート専門家、大学管理者、教職員、スタッフなど広範囲の人々のための、包括的な情報を提供することになる。

　この本には、各章の他に、詳細な付録をつけた。付録 A と B は、さらに深く踏み込みたい読者のために、AS の広がり、歴史とさまざまな定義、臨床症状・認知症状・行動上の症状、生物学的・脳科学的理論、そして診断的な評価や治療報告といった臨床情報の理解について説明している。そこでは、AS がもつさまざまな課題や、それが若者においてどのように現れるか、教室・学生寮・キャンパス全体で見られる症状や行動をどのように認識し、配慮すべきかを理解することに重きを置いている。その他の付録には、役立つ情報入力フォーム、教職員宛ての手紙や概況報告書のサンプル、書類作成上のガイドライン、各種

---

10) Coplan, J. (2000).
11) Szatmari, O., Bryson, S. E., Boyle, M. H., Streiner, D. L., & Duku, E. (2003)., Tantam, D. (1991).

トレーニングの項目集などを収録した。

　本書は、10年近く協働してきた3人の熟練専門家の取り組みと専門知識の合作である。合計50年以上の経験をもつベテランの教育者、臨床家、障害者支援サービス提供者として、私たちは、自閉症スペクトラム障害の学生たちが大学で成功するために必要なことは何かを知っている。私たちはまた、大学にいる自閉症スペクトラムの学生たちのため、管理者、教職員、障害者支援サービス提供者らが必要とするトレーニングについても十分理解している。さらに、私たち自身も管理者として、米国内のカレッジや大学に通うASの学生数増加によってもたらされた、大学の政策や手続き上の諸課題に通じている。最後に言っておきたいのは、私たちそれぞれが自閉症スペクトラムを含む障害児たちの親であるという事実である。そのことは、この障害をもつ若者についての普通ではわかりにくい観点と展望とを与えてくれている。

第2章

アスペルガー症候群とは

「典型的な」アスペルガー症候群の学生

　想像できるでしょうか。もし、周りの情報が、頭に入ってきた順番のままゴチャゴチャしていて、いつまでも整理がつかなかったらどうなるでしょう。もし、入ってきた情報がとても厄介で、手に負えないと感じた途端、続いて入ってくる必要な情報までも、頭が勝手にシャットアウトしてしまう、としたらどうなると思いますか。
　感覚が不安定で、光や音の刺激が強すぎて辛くてたまらない、などということが想像できますか。人の顔が見分けられなかったり、ふだん見慣れている場所以外では簡単に迷子になるとしたら、どうでしょう。そして、自分以外の人はその環境を、違うやり方で処理できている、あるいは、違うやり方があるという事実さえ思い浮かばないとしたら？

　今度は、あなたが、自分にはよく理解できないこと、それらすべてにうまく対応するよう求められている、と想像してみてください。しかも、混乱と恐怖にも立ち向かわなくてはならないその時に、です。

　ASの人の脳はどのように動くのだろう。例えば、都会の大学キャンパス内を歩いていると、まず工事の黄色い標識、それから黄色い立入禁止テープ、そしてその近くに道路に穴をあける重機があることには気づく。けれど、自分の

すぐ右側にぽっかり開いた大きな穴があることには、全く気付かないということが起きる。なぜなら、その穴は、昨日はそこになかったからだ。このASの人は、作業中の工事区域や危険を知らせる情報が何を伝えようとしているかについて推測することができない。またこういう人は、文学作品の一節を解釈する方法が複数あるということを知らなかったり、教室内のルールが理解できずに無視したりすることがある。

　典型的なASの大学生というのは、男性で、動きが不器用でぎこちない。彼は落ち込んでいるように見えるか、鬱状態に見えるかだが、自分自身が寂しさや孤独を認める場合もある。あなたに近すぎるところに立ったり、大きすぎる声で話したり、あなたの個人空間を侵害することもある。彼の声質は奇妙で、どことなく調子外れに聞こえるかもしれない。彼は聞き慣れない堅苦しい言い回しや身ぶりを使ったり、歌ったり一本調子で単調な話し方をすることもある。話し出すと、あなたの反応を確かめたり、あなたに口を挟ませようとしないかもしれない。また反対に彼は何も話さないかもしれない。たとえ促されても内気過ぎて言葉が出ないこともある。

ASの学生が世界をどのように把握しているかを理解することは、彼らと働く専門家たちにとって、たいへん重要です

　彼はあまり目を合わさず、あなたの目を見ずに、あなたの肩越しや背後に目をそらすかもしれない。逆に、彼は不快なほどあなたを凝視するかもしれない。彼の服装や衛生観念には少し問題があって、だらしなくて汚れた、流行遅れの服を着ているかもしれない。聡明に見えるけれど、同時にぼんやりして自信がなさそうでもあり、あなたの言うことに従っていても、その意味をあまり理解していなさそうに見えたりする。大事なことは、彼が自発的に障害者支援サービス部門を訪れることはないということだ。学内の他の課から障害者支援サービス部門に行くように言われるか、両親によって連れてこられる場合がほとんどである。

　ASの学生が世界をどのように把握しているかを理解することは、彼らと働く専門家たちにとって、たいへん重要である。より効果的な支援計画を練る上

で、それは不可欠だといえる。ASの人々が世界を体感する仕方は、多くの「神経学的に正常な」人々とは違っている（「神経学的に正常」とは、自閉症スペクトラム上にいない人々を指してしばしば用いられる専門用語である）。実際、私たちが学習に適切だと考えている環境は、下記の例が示すように、ASの学生たちにとって、時にほとんど処理不可能なものである。

　　数学のクラスに入っていくと、教室は知らない人たちで大混雑しており、その人たちがあまりに早口かつ大声なので、言っていることが聞き取れません。教授が入ってきて授業をしますが、その言葉は、自分が話すことも理解することもできない外国語に聞こえます。教室の照明は明るすぎて目が痛くなるし、途切れることのないエアコンのうなりが耳障りでたまりません。

　　こんな極限状況の下で、あなたは微積法を学ぶことができますか

　これが、多くのASの学生たちにとってあまりにも当たり前なシナリオである。私たちがこの基本的な事情を理解しておかない限り、この学生や教育環境に働きかけて彼を成功に導くことはできない。

定義と歴史

1943	レオ・カナー論文（米国）
1944	ハンス・アスペルガー論文（ヨーロッパ）
1981	ローナ・ウィングが「自閉症の3主徴」を記述
1991	ウタ・フリスによる、アスペルガー論文の翻訳
1994	アスペルガー症候群が『精神障害の診断と統計マニュアル　第4版（DSM-IV）』に記載される

　アスペルガー症候群は、オーストリア人小児科医ハンス・アスペルガーの第二次世界大戦中の論文から、その名がつけられた[1]。アスペルガーは、社会性・

情緒その他に障害をもつ一群の少年たちの特徴を記述し、その障害を「自閉的精神病質」と呼ぶこととしたのである。

これと同じ頃、米国に移住したオーストリア人精神科医レオ・カナーは、「情緒的接触に自閉的障害」をもつ、と彼が診断した一群の子どもたちの研究に基づいて、自閉症の解説書を出版した[2]。カナーの論文は英語で出版されたので、アメリカの小児精神医学界では、アスペルガーの論文以上に注目を集めた。

1981年、英国人精神科医ローナ・ウィングは、35人の患者のアスペルガー症候群について論じた論文を出版した[3]。ウィングが初めて、カナーとアスペルガーが記述した一連の症状を「アスペルガー症候群」と名づけ、社会性・行動・言語分野の欠陥という「自閉症の3主徴」を体系化したのである。

1991年になると、ウタ・フリスの翻訳によって英語圏の精神医学界からの、より広い注目が、アスペルガーのオリジナルの論文に向けられた。

初版から50年経って、ハンス・アスペルガーはアメリカ精神医学会に認められ、彼の名前をもつ症候群が、DSMの名で知られる『精神障害の診断と統計マニュアル』の第4版に加えられた[4]。これについては、以下でより詳細に論じたい。

発症率

ASの発症率が、2000年以降、急上昇したことは、近年、多数の資料が報告している通りである[5]。初期の自閉症の発症率は、10,000人の出生につき4、5人前後とみられていた[6]。カリフォルニア州の1999年の報告では、自閉症の診断数は、過去10年間で210パーセント増加した、としている[7]。

---

1) Frith, U. (1991).
2) Kanner, L. (1943).
3) Wing, L. (1981).
4) American Psychiatric Association. (1994).
5) Gillberg, C., & Wing, L. (1999)., Prior, M. (2003)., Rutter, M. (2005b).
6) Lotter, V. (1966)., Yeargin-Allsopp, M., Rice, C., Larapurkar, T., Doernberg, N., Boyle, C., & Murphy, C. (2003).
7) California Health and Human Services Agency, Department of Developmental Services. (1999)., Croen, L., Grether, J., Hoogstrate, J., & Selvin, S. (2002).

すでに述べたように、2008年春、アメリカ疾病予防管理センター（CDC）は、全自閉症スペクトラム障害の推定発症率を、「166人に1人」から「150人に1人」へと上方修正した[8]。CDCは、米国6州の医療サービス提供者、病院、学校区からデータを集めた。いくつかの州は、その統計サンプルの中で、他州よりも高い発症率を報告している。発症率が最も高かったのはニュージャージー州、最も低かったのはウエストバージニア州であった。認定される子どもたちが増加した理由は不明だが、いくつかの要因が関わっていると言われている。ここでは、発症率に関するいくつかの理論について論じておこう。

親や医療者、教育システムの側の認識が高まったことで、自閉症専門家への受診が増加した。確かに、世間の認識や評価、診断基準の正式な体系化、「診断と統計マニュアル」（DSM）への記載は、医療専門家がこの障害をもつ子どもや大人を識別する助けとなってきた。これらの人々は、以前なら、単に風変わりな人だと思われるか、一般的な自閉症である、といった扱いを受けていたのであろう。つまり発症率の上昇は、実際に自閉症者数が増えているわけではなく、むしろ、この障害の認識向上と結びついた、診断区分の広がりを反映しているに過ぎない、と研究者らによって主張されてきた[9]。研究による発症率の違いは、方法論の違いを反映したものかもしれない。ある研究では学校・病院・親たちを調査しているのに対して、非臨床的な母集団から発症率を算定している研究もあるからである。

既存の疫学的研究を再検討してみると、ラターは、発症率が10,000分の30―60まで上がったこと、その4分の1は古典的自閉症（カナータイプ）、残る75％は他の自閉症スペクトラムの診断を受けていたことを確認した。診断された人の約半数に、軽度から重度にわたる知的障害[10]があった。このことから、ラターは、発症率の上昇は、知的障害をもたない高機能者を含めるという、自閉症スペクトラムの範囲を拡大したことと直接関係している、と結論づけた[11]。たとえば、前述のカリフォルニア州の研究は、発症率の上昇は正常な

---

8) Centers for Disease Control and Prevention.www.cdc.gov
9) Rutter, M. (2005a)., Rutter, M. (2005b)., Shattuck, P. T. (2006).
10) 本書は2009年出版、翌2010年成立の米国連邦法11-256（通称・ローザ法）によって、公文書上の「精神遅滞（mental retardation）」は「知的障害（intellectual disability）」に置き換えられている。
11) Rutter, M. (2005a)., Rutter, M. (2005b).

IQ（知能指数）をもつ子どもたちにおいて顕著である、と説明している。言い換えれば、今日、私たちは、ほんの10年前には自閉症とはされなかっただろう子どもたちを、自閉症と診断している可能性がある[12]。これらを確定するためには、より精緻な疫学的研究が必要だろう。

また、アメリカ疾病予防管理センター（CDC）のサンプルは、ASが女児よりも男児に3倍から7倍多く発症していることを実証した。この種の性別分布は、一般に男児にたいして特異的に影響する神経発達障害においては、珍しいものではない。興味深いことに、発症率は女性1人に対して男性3人に近い割合だが、男性では、知能の高い発症者が多い傾向があるといえる[13]。

●●● より軽度な症例まで含むように診断基準を広げたことが、診断数の増加をもたらしました

より軽度な症例まで含むように診断基準を広げたことが、診断数の増加をもたらしている[14]。このことは、ポジティブにもネガティブにも見ることができる。ポジティブな面としては、社会の認識が高まったことによって、教育的介入やサービスを必要とする、より多くの子どもや大人が診断されるようになった。同時に、教育者や専門家や家族、そして仲間には、彼ら独特の行動に対する寛大さがもたらされた。社会的に広く認識されることによって、自閉症スペクトラム障害という診断がもたらすスティグマ、つまり恥ずかしさや恐怖が軽減したと言えるだろう。

その一方で、実際は自閉症ではないかもしれない人々にその診断を用いることで、この疾患の特異性を脅かす、と危惧する人たちもいる[15]。ASを「最近流行りの診断」にしてしまうことは、ASに対しての真摯な研究などを阻害しかねないという意見もある。

---

12) Rutter, M. (2005a).
13) Fombonne, E. (2003).
14) Frith, U. (2004).
15) Frith, U. (2004).

アスペルガー症候群の諸症状

　AS について記述した、優れた臨床文献は数多く存在する。しかしながら、臨床的な記述は、この障害がもつ、多様で不均質な性質をとらえていないことがよくある。

　アメリカ精神医学会（APA）によってまとめられた『精神障害の診断と統計マニュアル　第 4 版』（DSM-IV）[16]は、精神障害の正式な診断を特定するために、米国のほとんどの精神科医や心理学者が用いている診断マニュアルだ。この DSM に対応する国際的な資料は、『精神および行動の障害』（ICD-10 が最新版）[17]である。

　アスペルガー症候群は、DSM-IV において「広汎性発達障害」としてまとめられたいくつかの障害の中の一つである。このカテゴリーは、他に二つの異なる自閉性障害（自閉性障害と「特定不能の広汎性発達障害」（PDD-NOS））と、二つの稀な変性疾患（レット障害と小児期崩壊性障害）を含んでいる。ICD-10 と DSM-IV の自閉症基準は、ほぼ一致しており、DSM-IV の広汎性発達障害のカテゴリーに分類されているのは、診断上の中心的特徴として、すべて「対人的相互反応の障害」をもつ諸疾患である。DSM-IV におけるアスペルガー症候群の診断基準は、次頁のとおりである[18]。

---

16) American Psychiatric Association. (1994).
17) World Health Organization. (1992).
18) American Psychiatric Association. DSM-IV. pp77. (1994).

DSM-IV　アスペルガー症候群[19)20)]

A. 以下のうち少なくとも2つにより示される対人的相互作用の質的な障害：
  (1) 目と目で見つめ合う，顔の表情，体の姿勢，身振りなど，対人的相互反応を調節する多彩な非言語性行動の使用の著明な障害．
  (2) 発達の水準に相応した仲間関係をつくることの失敗．
  (3) 楽しみ，興味，成し遂げたものを他人と共有すること（例えば，他の人達に興味のあるものを見せる，もって来る，指さす）を自発的に求めることの欠如．
  (4) 対人的または情緒的相互性の欠如．
B. 行動，興味および活動の，限定され反復的で常同的な様式で，以下の少なくとも1つによって明かになる：
  (1) その強度または対象において異常なほど，常同的で限定された型の1つまたはそれ以上の興味だけに熱中すること．
  (2) 特定の，機能的でない習慣や儀式にかたくなにこだわるのが明らかである．
  (3) 常同的で反復的な衒奇的運動（例えば，手や指をぱたぱたさせたりねじ曲げる，または複雑な全身の動き）．
  (4) 物体の一部に持続的に熱中する．
C. その障害は社会的，職業的，または他の重要な領域における機能の臨床的に著しい障害を引き起こしている．
D. 臨床的に著しい言語の遅れがない（例えば，2歳までに単語を用い，3歳までに意志伝達的な句を用いる）．
E. 認知の発達，年齢に相応した自己管理能力，（対人関係以外の）適応行動，および小児期における環境への好奇心などについて臨床的に明かな遅れがない．
F. 他の特定の広汎性発達障害または精神分裂病の基準を満たさない．

(American Psychiatric Association, 1994 pp75-77)

---

19) American Psychiatric Association. DSM-IV. pp75-77. (1994).
20) DSM-IVでは「アスペルガー症候群」でなく「Asperger's Disorder（アスペルガー障害）」となっている。

アスペルガー症候群（AS）の臨床所見は多様で、特に高機能の場合はさまざまである。アスペルガー症候群は、社会性や行動の領域により大きく影響し、言語領域にはあまり関係しないように見える。ただ、ASと診断される子どもたちに著しい言語の遅れはない、という診断基準ではあるが、大部分のASの人々は、特に会話やコミュニケーションの領域で、微妙なズレを起こす。これについては後で論じよう。

社会性の問題とAS

ASにおける社会性の障害は、目を合わせること、会話を始めることや終わらせること、対人間の距離を調節することなど、多くの人にとっては意識せずにできてしまう社交スキルに影響を及ぼす。彼らは社会常識がなかなか獲得できず、世慣れず、困惑しているように見える。自由度の高い社交の場で、聞き手や会話の相手が送る言語的・非言語的な合図を、認識・解釈し、それに反応することが難しい。このことは、皮肉や比喩を理解しにくいことにつながる。

児童期や思春期に、いじめや被害を受けやすいので、学校という環境の中では保護されなくてはならない。たとえば、小中高時代には、昼食代や持ち物を出せと脅されるかもしれない。大学生になると、グループプロジェクトで不当に多い作業を分担させられたり、大勢の学生の勘定を支払わされるなど、社交の場で利用されるかもしれない。あるいは、不法行為に加担させられたり、犯罪行為の「カモ」にされることがあるかもしれない。

ASの子どもも大人も、人との出会いを求めているが、一般に人付き合いが下手である。他人の目には、無関心か内気か、あるいは人嫌いか風変わりな人のように見える。彼が使う社会的言語は限られており、非言語シグナル——普通の人なら自然に理解する、「直観的な社会知識」と呼ばれる社交上のシグナル——があまり理解できない[21]。たとえば、ASの学生は、誰かと初対面の際、互いの意思疎通の感覚をつかみ、適切に振る舞うために一定の距離をおいて立つ、ということを知らないかもしれない。彼女は、ルームメイトでも教授でも同じような距離で近づいたり、やりとりをしようとしたりするかもしれない。上下関係や年齢、および社会的な格差の重要性や、それぞれが異なる近づき方

---

21) Tanguay, P. (2000).

を必要とするということに、まったく気がつかないのだ。それに対して、一般の学生は、こうした上下関係を直観的に処理し、親、教授、友達に対して社会的アプローチを変えることを知っているのである。

行動上の問題とAS

ASの行動障害は、頑なで常同的な行動および／あるいは衒奇的行動（マンネリズム）として見られることがある。行動上の特徴としては、特別な物や考えへの異常な熱中が挙げられ、しばしばそれ以外の活動を排除してしまうほどである。よくある関心事としては、機械的なもの——地図、天気、列車、時間割など——が多い。こうした特別な関心領域は、職業や将来の成功へと導く、本物の才能や長所となる可能性がある一方で、それが長ったらしい蘊蓄となり、他の人とのやりとりや会話よりも重視されるとなると、他人をうんざりさせ、結果として非生産的なものになってしまうことがある。

また、ASの子どもや大人は、手をぱたぱたさせる、指をねじ曲げる、顔をしかめる、ハミングしたり、ぼそぼそつぶやいたり、絶えず何かをいじったり回したりする、などの反復的行動に耽ることがある。こうした行動は、ストレスのかかる状況でしばしば増加する。私たちは、教室で静かに座って講義に集中できるようになるために、うろうろと歩く学生（試験中に歩く許可を必要とした人も含む）や、感覚刺激を与える道具を必要とする学生に出会ったことがある。ストレス下で、衝動的に自慰行為をしたり、反復的行動として自分の皮膚をいじったりする幼児や思春期の子どもたちも見てきた。これらの奇異に見える反復的行動によって、他の人々はASの人が奇妙で普通ではないと気づくことになるが、実際、こうした行動の多くは、かなり神経症的に見える。

目合わせについて一言

　目を合わせることが少ないという特徴が、しばしば自閉症スペクトラムの人々に見られます。この特徴を取り上げてみましょう。この行動は、彼らが退屈しているわけではなく、人の目を見るのが居心地悪いだけなのだということを知らない人々にとっては、不愉快に思えるものです。

　興味深いことに、ある研究によると、目合わせが減るのは、会話中、他の人が話している間（すなわち彼らが人の話を聞いている間）や、会話の話題が非常に刺激的な時だということがわかります。一方で、ASの人自身が話している時は、目合わせは正常に行われているのです[22]。

　目を合わせるのではなく、話し手の額の一点を見る、などのコツを学生たちに教えるのがよいかもしれません。けれども、目を合わせることを強制することは絶対に避けるべきです。そうすることは、彼らを非常に不安にさせかねません。

言語問題とAS

ASにおける言語障害は、会話に影響を及ぼす。診断基準のうえでは「著しい言語上の欠陥がない」ことが特徴とされているにもかかわらず、多くの臨床家や神経心理学的研究が、表出言語と受容言語の両方に影響するであろう、ASにおける"微妙な"言語障害を指摘している[23]。表出性の言語は、一見問題がなさそうに見えるが、話題の選択幅が狭く、奇妙な言い回しを伴う、儀礼的なまたは知識をひけらかすような言葉遣いになることがある。

　支援していた学生のひとりは、「おかしなことに（funnily enough）」がお得意の言い回しで、彼は2、3のセンテンスのたびにこの句を挿入していました。また、どのように会話を始めたり終えたり加わったりすればよいのかわからない学生や、話す相手が交代したり、会話中に小休止したりという不規則な動きに悩まされていた学生もいました。こうした弱点は主に、神経心理学者や言語聴覚士たちが「語用論」と呼ぶ、社会的言語の領

---

22) Tantam, D., Holmes, D., & Cordess, C. (1993).
23) Szatmari, P. et al. (1990)., (1995)., Wing, L. (1981).

域に困難があるのです。

　[言語的語用論]とは、社会的な状況で用いる言語の諸規則のことで、声のトーン、身振り、伝達意図など、非言語的な面が含まれる。語用論は、インプット（理解）とアウトプット（表出）の両方を含み、さらに、会話における様々な規則を示す「言語系システム」と、他人との交流の動機付けとなる「感情系システム」の両方に影響を及ぼす[24]。また、すべての言語には、文化によって異なる諸規則があり、それによって訊ね方、会話の仕方、意見の述べ方などが決定されるが[25]、ASの人々は、言語のこれらの諸領域に障害をもつことが多い。

　子どもたちは、他人と会話するための言語体系を学ぶ必要があるが、「社会的な会話をしたい」という気持ちをもつことも大切だ。言語が多くの異なる機能で用いられ、異なる目的や文脈で言語の使い方を変えることができるということを、理解することが重要である[26]。

●●●
語用論の障害が、ASの大人において最も深刻で、つらい症状の一つだといえるかもしれません。社会的な言語の問題は、不安、引きこもり、孤立、自尊心の低下、ときには鬱病を引き起こすことがあります

　語用論の障害が、ASの大人において最も深刻で、つらい症状の一つだといえるかもしれません。社会的な言語の問題は、不安、引きこもり、孤立、自尊心の低下、場合によっては鬱病を引き起こすことがある。その具体的な言語的特徴は、あまり目立たないこともあれば、非常に目立つこともある。
　ASの子どもたちは、自分が興味を持つ話題についての、会話というより講義のように見える話しぶりのせいで、しばしば「小さな教授」と表現されることがある。話の声量は大きめで、声の高低や抑揚に、不規則あるいは奇妙な特

---

24) Abele, E.（2006）.
25) Abele, E.（2006）.
26) Abele, E.（2006）.

徴があるかもしれない（単調だったり、甲高いかと思うと歌を歌っているようだったり）。ASの人々は、聞き手からの合図や会話中の合図に気づかないことがある。彼らは、目をそらす、頭をそむける、話題を変えるといった、無関心や困惑を示す合図が理解できないのである[27]。会話上の約束ごとを頻繁に破るために、彼は一緒に会話を楽しむ人ではないらしい、と思われることになる。相手に、この人は無関心か無礼か自己中心的だと思われ、存在を拒絶されてしまうのである。思春期においては特に、この拒絶が激しいものになりがちである。

　言語理解は柔軟性を欠くものになりがちで、皮肉、比喩的な言葉、冗談に対処したり、会話の要点をつかむことに特に困難がある。会話の性質が感情的なものだったり個人に関わることだったりすればするほど、ASの人はその情報をうまく処理できなくなる[28]。また騒々しい場所で（バーの中や、パーティで、あるいは教室の中でさえ）言葉を理解したり用いたりすることは、ASの人にとってほとんど不可能なことである。

　　支援していてよく気づくのは、ASの学生たちは、言葉の意味を同時的に処理することよりむしろ、言葉の順序に注意を注いでいるということです。言い換えれば、言語は再編成・再統合されず、入ってくる順番で処理されるのです。このことで、すでに言及した、あまりに字義通りで融通がきかないというASの特徴を、いくらか説明できるかもしれませんね。

多くの自然な会話は（授業や講義とは対照的に）、言葉は予想可能でも順序通りでもない。ASの人たちの言語処理が、枠組みのない社会的な状況で行き詰まりがちなのは、そのせいであって、冗談や皮肉、慣用句や比喩を理解することが困難なのである。語用論上の言語障害をもつASの人と会話をする場合に大切なのは、ゆっくりと、落ち着いた口調で（叫ばずに）、誤解されやすい自由な回答を求めるような質問はできるだけ避け、皮肉や口語的な表現や比喩を使わず、会話のテーマから離れない（話題を転換するときは聞き手に合図する）、ということである。また、できるなら、感情の起伏を避け、ニュートラルな表

---

27) Abele, E. (2006).
28) Tantam, D., Holmes, D., & Cordess, C. (1993).

現を保つことを勧めたい。

　筆者の一人は、ある学生との会話を、愛情を込めて思い出します。彼女は、ある学生に「自分の足を口に入れる（putting his foot in his mouth [「うっかり失言する」という意味の比喩表現]）」べきではない、と言ったのです。もちろん彼は、困惑した顔をして、靴紐をほどいて自分の足を見ようとしました！

他のさまざまな症状
　正式な診断基準の一部ではないものの、ASにはしばしば、次の3つの顕著な特徴が伴う。
　①動作のぎこちなさ　動作のぎこちなさがASの子どもや大人にはよく観察され[29]、これは、微細運動機能と粗大運動機能の両方に見られる。なめらかな動きの欠如、腕の振りが少ないこわばった歩き方、椅子から転げ落ちる（幼少時）、物にぶつかるなどの動作がそれにあたる。これらは運動企画（行為機能ともいわれる）においても見られるだろう。運動企画とは、目的をもった動きのために大小の動作を連携しコーディネートすることをいう。こうしたぎこちなさは、同様に、手書き文字の読みやすさ、スポーツやダンスへの参加、研究室の備品の取り扱い、部屋への出入りの仕方にさえも影響することがある。ある学生の場合は、顕著な統合運動障害（運動協調不全）のために、選択授業の一つである「手話」のクラスで十分な技術を習得することができなかった。
　②精神医学的症状　精神医学的症状すなわち鬱病や不安障害がASの人々の診断の一部となる[30]のはよくあることである。「診断と統計マニュアル」（DSM）は、適切と思われる場合には、複合的な診断を認めている。つまり、個人が、鬱病や不安障害や他のいくつかの精神疾患を、併存疾患として診断されることがあり得る。このことを知っておくことは非常に役立つし、このような情報こ

---

29) Leary, M. R., & Hill, D. A. (1996)., Nayate, A., Bradshaw, J. L., & Rinehart, N. J. (2005).
30) deBruin, E. I., Ferdinand, R. G., Meester, S., & De Nijs, P. F. (2007)., Fitzgerald, M. (2007)., Ghaziuddin, M., Ghaziuddin N., & Greden, J. (2002)., Tantam, D. (2000).

そ、求められているはずである。一方で、あまりにも多くの精神科診断が併存することが、自閉症スペクトラム障害（ASD）に気づくきっかけとなることもある。

●●● あまりにも多くの精神科診断が併存することが、自閉症スペクトラム障害（ASD）に気づくきっかけとなることもあるでしょう

　私たちの一人が受け取った、ある学生に関する書類には、明らかな非言語性学習障害を伴うさまざまな診断が挙がっていましたが（幼少時の分離不安、運動機能障害、特異的言語発達障害に加えて、現在の診断である対人恐怖症、鬱病、強迫性障害まで含む）、これらすべてを包括する、自閉症スペクトラム障害という診断は検討されていなかったのです。

　③**感覚機能障害**　感覚機能障害は、AS によく見られるもう一つの特徴である[31]。全感覚器官からの入力情報に対して、非常に過敏あるいは鈍感なことがある。視覚、嗅覚、聴覚、味覚が、極端に肥大化し、情報処理方法が異なるせいで、苦痛が大きいのである。これら、および他の感覚問題——衣服や衣服のタグ、ホワイトボードに書くマーカーや黒板に書くチョークの音、他の学生のヘアケア製品の匂い、香水、ひげそりクリームを含む——が、AS の学生の学習環境の妨げとなる場合がある。照明や教室の雑音（クーラーやヒーター、液晶プロジェクターのファンの音など）が、肉体的苦痛となることすらある。重度の感覚過敏をもつ学生たちは、彼らの五感が激しく刺激されている時、平静を保つのに非常に苦労しているのである。

　感覚への過剰負担への反応として、AS の学生たちの多くが、「自己刺激（stimming；スティミング）」という名で知られる行動をとる。「刺激」は反復的で、見たところ無目的な行為あるいは風変わりな行動なのだが、学生たちにとっては、不安を静めたり、集中を高めるのに役立っている。刺激に含まれう

---

31) Dunn, W., Myles, B. S., & Orr, S. (2002)., Rogers, S. J., & Ozonoff, S. (2005).

るのは、回すことや回ること（特に幼児たちにおいて）、くり返し指を鳴らす、口を動かす、食べ物ではないものを嚙む、物を弄ぶなどである。刺激は、適応という目的にかなったもので、禁じられるべきではく、むしろ、学生の場合、破壊的でなく、他学生の邪魔にならないような「刺激」が提案されたほうがよい。学生が席を離れて教室内をうろつきまわらないために、感覚刺激の道具（ストレスボール、サングラス、息を吸うためのストローなど）を教室に持ち込むことが許されるよう、私たちが提案してうまくいった経験がある。

自己刺激は、適応という目的にかなったものなので、禁じられるべきではありません

ASとその併存症状を定義し、記述したので、これらの障害がもつ諸症状が教育環境の中で示す影響についての議論に移ろうと考える。次章では特に、障害者支援サービスや学生課が直面する諸症状について論じていきたい。

第3章

アスペルガー症候群（AS）と障害学生支援サービス（DS）の諸問題

　ほとんどの大学では、障害学生支援サービス室（障害者サポートサービス、学生サービス、特殊サービス、アクセスサービスなど、呼び方は異なる）が、障害のある学生たちに対応する権限を有している。言い換えると、学生たちが各種サービスや配慮を受けるには、障害学生支援サービス室を通して、障害をもつ学生であることが認定されなくてはならない。適切な方法で障害が認定されたかどうかについて非常に多くの告訴や苦情が、大学側に届く。もしも適切でなかった場合は、アメリカ障害者法（ADA）や、1973年のリハビリテーション法504条に守られている学生たちの法的な権利が侵害されていることになるので、これは重大な問題である。

　本章では、AS学生の生活における障害学生支援サービス（DS）の役割と、彼らに特有な課題に支援室の専門職員（以下支援スタッフ）がどう踏み込むか、さらに、この支援室にどのような問題が起こりうるかについて論じる。

障害学生支援サービスの役割

大学の障害学生支援サービスの役割

・狭義の役割：
　○指針と適格性の決定に責任をもつ
　○修学上の配慮を手配する
　○情報入手の問題（アクセシビリティ）を解決する

・広義の役割：
　○アセスメントの窓口や、学生が利用できる情報供給源となる
　○学生を大学内外の機関に紹介する
　○連絡窓口となる
　○ ASについて大学コミュニティを教育する
　○ ASの管理技術を学生に教える
　○教職員、スタッフ、管理者らへの技術的支援を提供する

　障害学生支援サービス室（DS）には、通常、障害者支援を専門とする職員が配属される。彼らは、身体的・医学的・感覚的障害、および学習上・認知上・精神医学上その他の障害をもつ学生たちを広く支援している。AS支援の専門家を自認するDS職員はきわめて少ないが、この数年、ますます多くのDS職員が、この領域での特別なトレーニングを求めてくるようになった。それでもなお、ASについては学生自身と家族、医療サービス提供者たち（心理学者、精神科医、カウンセラー、認知療法セラピスト、臨床家）が、支援担当の職員たちに対して、問い合わせをしたり、（必要に応じて）指導をしたり、細かい部分まで情報開示するといった関与が欠かせない。

　どのDS室も、それぞれ指針と手続きを規定し、それを守らなくてはならない。字義どおりに理解し視覚的思考をする傾向にあるAS学生の場合は、指針と手続きが、明瞭かつ具体的に示されることが重要であり、なるべく書面でリストアップしておく必要がある。たとえば、あなたが所属するDS室の指針に、「学生は、週次ミーティングに来る前に、受付で予約をとらなくてはならない」

と書かれているなら、AS 学生には、「いつでも自分の都合のいい時に、予告なしに訪問することは許可されていません」とはっきり説明しておかなくてはならない。もし、週に1回の面談が必要な特別プログラムを提供する場合は、面談を欠席できる回数の限度と、欠席数が規定を越えるとどうなるのかを、最初に具体的に決めておくようにする。

どこの DS 室も、それぞれに指針と手続きを規定し、それを守らなくてはなりません

セルフ・アドボカシー（自己擁護）

　セルフ・アドボケイト（自己擁護：自立のための自己主張や交渉）は、大人として成功するために不可欠な能力である。AS の学生は、教えてもらいながら、自立に向けてこのセルフ・アドボケイトができるようにならなくてはならない。このスキルを身につけるには、中学校時代から、毎年少しずつ負担を増やしていくというやり方がよいだろう。しかしそれまで、つねに親や教師にこの役割を引き受けてもらっていた学生の場合、大学が提供する「配慮」について、学期ごとに少しずつ主張できることを増やす、というやり方で、入学時の最初の学期から始める必要がある。

　学生たちは、自分に必要な配慮を交渉して手に入れるために、最初は助けが必要かもしれない。発達上、セルフ・アドボカシーの準備がまだできておらず、短い間「余分な」助けが必要な学生もいる。たとえば、最初の1、2学期の間、DS の担当者に付き添ってもらって教職員の部屋で配慮についての面談をし、モデルとなる効果的な交渉の見本を目の前で見せてもらうこと、などである。こうした、あるいはその他の補助は、その学生のセルフ・アドボカシー能力の発達を害することがないよう、控えめに用いられるのが望ましく、早めに段階的に減らされるべきである。

　彼らが、自分自身のために立ち上がり、自身のニーズを表現できるようにし、自分の権利を知るよう教えることは、多くの場合、DS 室の責務である。AS の学生たちにとって、これらの能力は、ただ重要であるだけではない。それは、

自立した大人として生きるのか、あるいは監督が必要な大人として生きるのかという、大きな違いを意味するのである。

●●●
AS 学生たちにとって、これらの能力は、ただ重要であるだけではありません。それは、自立した大人として生きるのか、監督が必要な大人として生きるのかという、大きな違いを意味するのです

移行期における家族との協働

　理想的には、入学よりできるだけ前に、DS スタッフおよび関係する管理者たちと AS 学生の両親とが健全な協力関係を作ることが望ましい。この協力関係は、この新入生をどう支援するか、この新入生がどういう学生かを知る上で、非常に大きな財産となる。サービス提供者には、両親がそれまで学生をどのように支援してきたか、や、大学への進学に際して、両親や高校がその学生とどのような移行作業を行ってきたかを知っておくよう勧めたい。たとえば、両親が行ってきた関与の例として、社会生活や自己管理（セルフケア）の様子を知ることは有益である。学生のことをよく知ろうとする場合に、下記のような質問が使われる。

その学生をよく知るために

・その学生は洗濯をした経験があるか？
・料理や買い物をしたことがあるか？
・高校時代にどのような友人関係を築いたか？
・学校がある日や週末の時間の過ごし方を、どのように決めてきたか？
・仕事を持ったことがあるか？　もしある場合、どんな種類の仕事に従事したか、どれくらいのトレーニングや上司からの指導を受けたか？

　家族とともに検討すべき他の領域には、その学生のセルフ・アドボカシー能力のレベルが含まれる。過去に、自分の障害について他人と話し合った経験が

あるのか？　もしなければ、家族や医療者たちは、正式書類や機能上の制約、要求すべき配慮や支援について、学生とともに検討し、話し合っておかねばならない。大学のDSスタッフが、その学生がASと診断されていることについて本人と話す、最初の人物となってはいけないのである。

　筆者である私たち全員が、気まずい経験をもっています。その学生たちは、書類上、ASであることが極めて明白なのに、「あなたはASではない」とくり返し言われてきたのです！　私たちの一人は、学生が落第するまで、本人には一度も診断が伝えられていなかった、という実例さえ経験しているのです。

障害があるといっても、もう大人なのだから、親の介入なしにセルフ・アドボカシーを学ばねばならない、と主張する管理者たちもいる。法律の字句通りにはこの解釈は正しいかもしれないが、私たちは、大学・家族・学生の間の生きた協力関係が、ASの学生支援のより良い形であると信じている。たとえば、先に挙げたような質問に基づく移行情報を整理しておくことは、DS室と学生の家族の間の共通課題となる（家族は、通常、その学生が興味をもって学んでいるものは何かを一番よく知っている）。こうした方法をとることによって、学生自身が能動的になるし、家族はDS室の理解と支援の姿勢を感じとるので、DS室のスタッフが瑣末な事柄に忙殺されることはなくなるのである。差し出がましくならないようにこの相互交流を維持する方法については、この章の後半で論じることにしたい。

●●●
大学・家族・学生の間の生きた協力関係が、ASの学生支援のより良い形であると信じています

　こうした議論や、具体的な回答、両親から受け取る反応などは、それぞれの学生についての支援計画を立てる上で、内容の的確性をもたらす。両親と支援スタッフの二者面談、スタッフ・両親・学生の三者面談、そして学生との個人面談を行うことによって、その学生とどう協働するのがベストか、最初にどう

いうレベルの支援が必要とされるかをさらに明確にすることができる。

両親との連絡

　ASの学生が大学に到着するやいなや、支援スタッフは、両親や家族と連絡を取りたいと考えるだろう。AS以外の障害をもつ学生たちに対しては、自立が奨励され、それは両親への連絡を少なくすることを意味する。しかしASの学生の場合、時として、親の関与こそがその後の成功の条件だということが私たちにわかってきた。

　私たちが提案したいのは、大学内に、その学生の担任（a designated point person）を設定することである。担任は、（学生の許可を得た上で）その学生の進捗に関して、家族や担当セラピストや他の医療者と定期的に連絡を取る人となる。DSスタッフ、カウンセラー、アドバイザー、教授、寮のアドバイザー（RA）、学部長であってさえ、その学生の担任になることができる。大学のさまざまな学科・学部にわたる多くの人々が、効果的かつ配慮的で、情報に通じた存在として、ASの学生の担任になることができる。こうした人のトレーニングについては後の章で論じるが、ここで強調しておきたいのは、その指名された担任は、学生に健康上または安全上の問題が起きた場合は、両親に知らせることを躊躇してはならない、ということである。

　望ましいのは、家族との間で連絡する事柄をどこまでにするかの境界について話し合い、彼らの息子・娘に関して、担任が電話したり手紙を書いたりメールを送ったりする（あるいはしない）回数をあらかじめ決めておくことである。このような連絡が行われれることによって、DS提供者がAS学生の扱い方を理解したうえで自立に向けた土台を作ってくれている、と両親が実感し、相互の信頼関係が築かれるのである。

　私たちは両親に、次のように伝えている。必要があれば（健康上または安全上の理由ではほぼ確実に）、あなたがたに電話をするが、ありふれた出来事（「配慮」の記された文書を失くしたとか、予約をしそこねたなど）や日常的なこと

（ケヴィンが宿題を提出していない理由など）のために電話することはないし、両親のほうからも、通常のことについての電話は要りません、と。

> **移行について……**
>
> ・DS・学生・家族間の積極的な協力作業が必要である
> ・学生が守るべき明確なルール・スクリプト（台本）・期待値をまとめておくべきである
> ・学期の始まる前に行われることが理想的である

移行期における学生との協働

　本書全編にわたって、私たちは、ケヴィンという名の AS 新入生を追いかけながら、問題点を描き出してみようと思う。ケヴィンは実在の学生ではないが、本物のように見えるはずだ。ケヴィンは、著者 3 名が経験した学生とのやりとりから合成された人物であって、楽しく支援できた学生らのうちの誰かを特定したものではないということを述べておきたい。

　　ケヴィンは大学の夏期説明会（オリエンテーション）に行きました[1]。彼は、学業アドバイスのためのグループや、キャンパスツアーをするグループ、学生同士が互いに知り合うためのグループに入れられました。ケヴィンはグループが好きではなく、周りの人たちとあまり話をしません。それらのグループを率いていたのは、ケヴィンの消極的な態度や、他のグループメンバーを避ける態度をどう扱えばよいか知らない学生たちだったのです。

　　説明会の一環として、ケヴィンは洗濯設備を見学し、機械の使い方を聞きました。ケヴィンは、多くの学生たちと一緒では集中できず、また、洗

---

[1] 英語は実況を「現在形」で語るが、日本語訳では、すでに起こったこととして「過去形」に訳した。

濯を一度もしたことがなかったので、説明が全く理解できませんでした。新学期が始まった時、自分の服をどのように洗ったらよいのか、それを誰に尋ねたらよいのか、ケヴィンには、手がかりが全くありませんでした。

入学時つまり大学への移行期が十分に準備されるかどうかで、1学期目の成功と不成功が決まると言っても言い過ぎではない。

ASの学生は入学したらすぐ、授業の第1週目に少なくとも1回、できれば2回、DSスタッフと面談することが望ましい。学生は、出席した授業について話し、最初の授業で何を学習したかを説明するよう促され、講義要項（シラバス）や教室で受け取った他の配布資料をスタッフに見せることになるだろう。シラバスは、ほとんどの大学1年生にとって馴染みのないものだが、それが授業で成功するための鍵を握っていることがある。たとえば、多くのAS1年生は、高校まで両親や支援補助員（エイド）に自分の宿題を細分化してもらうことに慣れてしまっていて、ある課題を完成させるためにシラバスをどう使えばよいか、ということがわかっていない。その一方、シラバスに明記されている約束ごとやルールが、考え方に妥協のないAS学生にとっての助けになることも少なくない。

●●●
入学時つまり大学への移行期が十分に準備されるかどうかで、1学期目の成功と不成功が決まります

さらなる情報収集　私たちは、学生の受け入れと情報収集のためのサンプルを、付録Cに収録した（事前アンケートと、自分の苦手なことチェックリスト）。これらの用紙は、学生およびその家族との最初の面談で使うこともできるが、その後さらに学生の医療サービス提供者からの文書なども加わって充実していくだろう。新入生たちは、こうしたチェックリストに答えるのにしばしば両親の助けを必要とするが、中には、この機会を利用して、親が良かれと思ってするお節介なしに、自分で回答することを楽しむ学生もいる。

フォームは、最初の面談前に完成しているよう、学生と家族の自宅に送ることもできる。情報が多すぎるように見えるかもしれないが、学生に関する、より多くの情報を最初に集められるほど、より良い支援計画を練り上げることができ、後に現れるかもしれない落とし穴を予測するのに役立つ、ということを強調しておきたい。

　学生の中には、自分がどれほど自立して物事を扱うことができるかということを正確に理解していない人もいる。なぜなら、彼らは、新しい環境に順応するという試みや、新しい状況を扱うという試みに、持ち前の非常な無邪気さで取りかかることがあるからだ。

　新しい環境の中で生活し活動することを学ぶという課題に、どう着手するつもりか、学生たちに具体的な例を挙げて訊いてみてほしい。返答が極端に大まかな一般論であったら、その学生がそういう課題をどう扱うべきか、はっきりした考えを持っていないであろうことがわかる。もしそうなら、その学生に異なる筋書き（シナリオ）と特定の状況をどう扱うことができるかを考えさせるために、事例研究（ケーススタディ）の議論や役割練習（ロールプレイ）に参加させてみよう。また、ケーススタディを両親に渡して、入学前の夏、その学生が自宅にいる間に、新しい環境に適応するために使ってもらうのがよいかもしれない。ロールプレイの例としては、新しいルームメイトにどのように挨拶するか、部屋のどちらか側を使いたい時どのように交渉するか、などが含まれる。

　最初の面談は、情報収集とその学生の普段の考え方を知るのが目的であるが、この面談を通して、その学生が、シラバスの使い方や、学生として授業に出席するということをどのように理解しているかがわかるだろう。DSスタッフが講師らをよく知っていて、授業がどのように進むかに詳しい場合、授業についての学生の自己流の理解を修正することができるので学生は助かる。こういったことは、小さめの大学ではうまくいくかもしれないが、大規模な大学では現実的ではないかもしれない。それでもDSスタッフは、授業に関する情報を、他の学生や教職員たちから集めておくようにしたい。多くの場合、DSスタッフの誰かが、学科にひとりぐらい、直接に質問できる知人を得るものである。

大学への合格通知を受け取り次第、移行手続きが次のように進むことが望ましい。

家族と学生は、DSに連絡し、障害について開示する
・家族、学生、DSは、最初の受け入れ面談を計画する
（入学前の夏に：付録Cの「学生のための質問表」を参照）

家族・学生・DSで、移行計画を始める
・住居、正式書類、さまざまな配慮、説明会（オリエンテーション）、科目登録
・家族と学生は、入寮する前に、1回または複数回の大学訪問を手配する

学生とDSは、新学期の第1週目に、定期面談を予定する
・学生は、DSに対し、両親、教授、他の職員に、必要に応じて連絡することに同意する
・学生とDSは、両親の入学後の関与のレベルを決める

●●● この移行期を通して、リーダーの役割は、最初は両親、次に両親と学生、最終的には学生とDS室と移っていきますが、その目的は一貫して、学生のセルフ・アドボカシー（自己擁護）能力を伸ばすことです

　この移行期を通して、最初は両親がリーダーの役割をとるが、次は両親と学生の両方がとり、最終的には学生とDSへと移っていく。その目的は一貫して、学生のセルフ・アドボカシー能力を伸ばすことである。

履修登録と科目選択

　学生たちが高校時代にどのように科目を選び、どのように各日の時間割を作

っていたかという情報は、支援スタッフが効果的に学生を支援する準備のために必要である。大学にしっかり定着するために必須の情報は何か、に注意を払っていなければならない。これには、履修登録の手続きにおいて何をいつどのように選択するか、といった一連の作業を分解することが含まれる。この作業は、次のように、さまざまな段階と、その手続きのタイムテーブルとを認識することから始める。学生はどこで来学期の事前登録をするのか？　登録センターにいくのか？　登録資料を入手するには自分の学部へ行くのか？　最初にまず、履修指導員か指導教官と面談しなくてはならないのか？　オンラインで登録するのか？　電話で登録するのか？　登録期間はいつからいつまでか？

　私たちが勧めたいのは、来学期の事前登録の期間中を通して役立つ、下記のようなチップ・シート（予想表）を学生が作るのを手伝うことである。このチップ・シートには、手順に関する情報のみならず、変更や訂正の仕方や、ステップを踏まずに飛ばしてしまった場合の対処方法といった情報も書き入れることができる。これを作っておくことで、期限に遅れたり、事前登録の手順の中で一つまたは複数の段階を処理しそこねたと気づいた時に抱く不安のレベルを下げることができる。ASの学生の多くは視覚に強いので、このチップ・シートを頻繁に用いることをお勧めしたい。

事前登録のためのチップ・シート

・講座のレベルと前提条件
・クラス分け試験の有無
・教授の名前と連絡先情報
・時間と教室
・登録の期間
・登録の締め切り日
・必要とする署名
・オンライン登録のアドレス

　最初の1、2学期の間は、学期が始まる前にこの手順を支援スタッフとともに検討し、手順を完了した時に支援スタッフに連絡することが、学生の助けに

なる。スタッフは、その時、学生が見落としている事柄に気づくかもしれない。もしその大学が電話での事前登録方法を用いているなら、学生は、チップ・シートを使用し、自分一人で進めなくてはならない諸段階の見本を見せてもらいながら、手順をクリアするための手ほどきを受けるとよい。後に必要となるかもしれない、変更や訂正の方法についての情報を入れておくことも忘れないようにする。

●●●
これらのステップのいくつかは、DS 提供者の従来の職域外にあるものかもしれませんが、学生、家族、他の情報源（カウンセラー・アドバイザー・学務課職員ら）との協働関係を通して、成し遂げられるものなのです。

　これらのステップのいくつかは、従来は DS 提供者の職域外であったかもしれないが、学生、家族、他の情報源（カウンセラー・アドバイザー・学務課職員ら）との協働関係を通して、成し遂げられることになる。

授業予定と時間管理

　授業の時間割について学生と話し合う際、DS スタッフは、課題や宿題を完成させるために、どう計画し、どう実行しようとしているかを彼に説明させる必要がある。そうすることによって、授業やシラバスから学んだことを具体的に実行計画に盛り込むという、彼についての最初のプロフィール・アウトラインができるのである。
　支援スタッフは、彼らが各講座でどの程度うまくやっているかを追跡できるように、個々のシラバスのコピーを保管するべきかもしれない（付録 D の「宿題と評価の追跡表」参照）。これは、学生たちに、長期にわたるプロジェクトに取り組むことを要求する諸講座において特に重要である。通常の高校生は、長期プロジェクトを計画する経験をほとんど持っておらず、AS の学生の多くは、長期プロジェクトにおける自力での時間管理（タイムマネジメント）と締め切りの順守に、とりわけ困難を抱えているからである。

ASの学生は、講師のコメントを受けるために何度も論文の草稿や実験レポートを提出する講座では、うまくできる傾向にある。そうした講座は、従うべき枠組みや、モデルとなる例が与えられるからである。しかし、短い自己報告だけに基づいて、学生がうまくやっていると信じてしまわないことが重要である。学生たちの報告は、しばしば信用できないことがあり、DSスタッフは、その学生が実際にどうしているかを確認するため、時には探偵のように探ってみる覚悟が必要だ。他の障害に関しては、DSスタッフが教職員と定期的に連絡をとることは奨励されていないが、ASの学生に関する限り、定期的に教職員と連絡をとることが、担当のDSスタッフにとっては必須なことかもしれない。

　支援スタッフは、よく組み立てられたサンプルを提供し、シラバスとの照合によって学生の受講科目についてさらによく知った後、1週間の基本スケジュールを、学生と協働して作りあげる。その時間割には、中間試験と期末試験の前には調整が必要、という注意書きも入れよう。日課表の一例は、付録Dに収録した。

学習課題とアスペルガー症候群

　学生たちの授業経験から集められた情報によって、ノートを取ることの困難、学習スタイル、教室内でうまく役目を果たす能力、そして学生としての現実感覚などが、より明確になるだろう。また、その学生たちが大学入学の時点で自分にあると自己評価した、さまざまな技能に対する真偽判定も得られるだろう。これらも、支援スタッフが、自閉症スペクトラム上にいる学生それぞれの支援計画を作る上で助けになる。

　付録Dの中のさまざまな書式は、学生の強みと弱みについての情報を集めるのに役立ち、支援計画を練ったり、情報供給源の評価を行ったりするのに用いられる。以下の項では、AS学生が苦しむことがある、より一般的な領域での例を挙げてみたい。

　論文の執筆　　ASの学生の多くが、論文（レポート）執筆において教授の期待に応える難しさを経験する。問題は、執筆手順の一つあるいは複数の面で

日課表 (Daily Schedule)

時間	月曜	火曜	水曜	木曜	金曜
9:00	歴史学		歴史学		歴史学
9:30					
10:00	自習		自習		自習
10:30		微積法		微積法	
11:00					
11:30					
12:00	昼食				昼食
12:30		昼食	昼食	昼食	
1:00	1:15 英語学	自習	1:15 英語学	自習	歴史学討論
1:30					
2:00	休憩				自習または休憩
2:30		自由時間	休憩	自由時間	
3:00					
3:30					
4:00	運動	運動	運動	運動	運動
4:30					
5:00	入浴	入浴	入浴	入浴	入浴
5:30					
6:00	夕食	夕食	夕食	夕食	夕食
6:30					

（内容・課題の条件・主眼・構造を含む）生じることがある。内容についていえば、ASの学生はしばしば集中が脇道に逸れ、指定された話題や主題に戻らず、代わりにお得意の関心事のほうをたどるということになりがちである。支援専門家、ライティングセンターのアシスタント、論文教師は、学生がどの部分で要点から逸れてしまったのかを指摘し、そのような草稿の焦点を合わせ直すのを助けたり、各ページに付箋を貼ったり、タイマー設定でコンピュータのポップアップメッセージを表示するなどして、指定された話題にとどまるための合図（リマインダー）を送ることができる。

よく起こる執筆上の困難

・文章や物語を生み出すこと（事実の羅列や、概略ではなく）
・書いている時に、文章の構想や動機を分析・理解すること
・記述式問題（何が問われているのかを理解すること、さまざまな考えの流れを操ること、十分な量の文章を書くこと）
・学期末レポート（計画、時間管理（タイムマネジメント）、主題に集中して話題を減らすこと）
・比較と対照
・個人的な観点を用いること
・長期間にわたる課題を管理すること（始めることや続けること）

　学生が書きあげた論文を課された必要条件と比べながら検討し、その学生の論文執筆の仕方について話し合うことは、ライティング能力における強みと弱みの評価に役立つ。DSスタッフが、学生との話し合いの結果を記録しておくと、講師の期待に添わせつつ彼の執筆を進めるための有効なアドバイスができる。この記録はまた、その学生にとって、今後の論文の書き方のサンプルとして使うことができる。

　大部分のDSスタッフは有能な書き手でもあるので、学生たちのライティング上の困難のいくらかを分析しながら支援することができる。しかし私たちは、ライティング指導は、専門家によって提供されること、つまり大学のライティ

ングセンターや個別指導サービスの協力を受ける方を勧めたい（第9章参照）。また、多数のオンラインの有料マニュアルやライティング技術書が出ているので、これらを学生が利用できるようにDS室に常備しておくのもよいだろう。ほとんどの大学のライティングセンターには、学生が閲覧するために、チップ・シートやマニュアルが備えられている。

　学生の中には、タイピングや手書きの作業そのものが、彼らの注意をテーマから引き離してしまうせいで、論文を膨らませるのが難しいという人もいる。このような場合に役立つものとして私たちが学生らと一緒に見つけたのは、たとえば、書き取りソフトウェア、筆写機能つき／なしの音声録音、図形用ソフトウェアなどで、これらは概要を書いたり、絵を描くときに役立てることができる。

　レポートや論文執筆に直面している学生たちにとっての他の困難というのは、題材の整理と、段落の移行である。学生たちのライティング上の強みと弱みが明らかになれば、DSスタッフは、以後の論文執筆のために学生が段落の基本や学期末レポートについてのチップ・シートやテンプレート集を作るのを支援してくれるよう、ライティングセンターに相談することができる。多くのDS室は、学習障害やその他の障害をもつ学生たちのためにこのようなシートを作っており、それらは本人向けに簡単に改訂することができる。ただもう一度、私たちが強く言っておきたいのは、これらの学生は、大学レベルのライティングの指導をきちんと受けるために大学のライティングセンターへと紹介されるべきだということである。

　　私たちの経験からは、ライティングセンターのディレクターやベテランスタッフに電話して、あるAS学生の抱える困難がライティングに及ぼしている影響について説明すると、多くの場合、ASについての訓練を受けたライティングのチューターを厳選してもらえる、ということがわかりました。その学生は、その後、自分の困難を理解してくれる人と定期的に面談することになり、DSスタッフが、自分の専門ではない領域にエネルギーを割く必要がなくなったというわけです。

試験を受けること　　ASをもつ学生は、どのように試験準備をするかについて、最初に指導が必要な場合がある。試験日の数週間前から、準備を始めることになるが、試験準備のための手ほどきは、その後の試験の際にも使える基本的なやり方として提供されなくては、効果的とはいえない。

試験における一般的な困難

・記述式問題（ライティング上の困難と関連）
・指示に従うこと
・処理速度
・注意を妨げるものへの対処
・試験室内での感覚過敏の問題

　重要なのは、その学生が試験を受ける際の行動を、具体的な段階に分割してみることである。また、その学生が、自分はどんな種類の試験を受けようとしているのか（多項選択か、記述式か、短答式か、あるいはこれらの組み合わせか）を理解しているかどうか、確かめておかなくてはならない。これらのそれぞれの方式に対して、異なる対策が必要かもしれないからである。DSスタッフたちは、週ごとや日ごとに計画を立てながら、さまざまな方策を学生と話し合う必要がある。また、試験が近づいていることに気づかず、今や二日間しか勉強時間がない、といった最悪のシナリオを与えてみることもできる。こうしたシナリオは実際に起きないことが理想だが、現実には、そういうことが起こるものである。

●●●
試験上の配慮が認められている場合には、学生とともに、いつ・どのように配慮を手配すべきか、再確認をさせておくことが欠かせません

　試験上の配慮が認められている場合には、学生とともに、いつ・どのように

配慮を手配すべきか、再確認をさせておくことが欠かせない。また、その学生が本当にそれらの手続きをとったかどうかを確認するために、当該講座の教授に連絡をとることが必要な場合もある。もしまだそれをしていなければ、このことに関する本人の責任を思い出してもらおう。配慮をどのように利用するのか、いつ・どこで配慮として使用を認められたコンピュータを入手すべきか、配慮として与えられた延長時間をどのように使うか、そういった確認が必要な学生たちもいるだろう。彼らが教授に対してより効果的に配慮の交渉をするために、そもそもなぜ特定の配慮が認められたのか（つまり機能上の制限について）、多くの学生が追加情報を必要とするかもしれない。

役割練習（ロールプレイ）とシナリオ作成は、教授に配慮を求める準備を学生にさせるための、私たちが知る、二つの最良の方法である。これには、配慮を求める手紙が却下された、とか、教授が他の人々と一緒にいる時に口頭で教授に配慮の要求をする、などのシナリオを、DSスタッフとその学生が演じてみること、などがある。

以下のシナリオは、どのように手紙を渡して、試験への配慮を手配するか、DSスタッフが学生との練習に使うことのできるサンプルである。

　シナリオのサンプル
　「いいですか、これらが、あなたの教授宛てに配慮を求める手紙です。自分の求める配慮をあなたが理解していると私にわかるように、これらを注意深く読んでください。私たちが話し合ったように、あなたは、気を散らすものの少ない別室での受験と50％の延長時間が認められています。あなたはまた、空欄に答えを書き込む代わりに、問題冊子の中か答案用紙上で、自分の答えを丸で囲むことも認められています」

　「あなたが受ける配慮について、何か質問がありますか？　あなたが受ける配慮は何か、そして、なぜあなたはそれを受けるのかについて、少し、あなた自身の言葉で言ってくれますか？　いいですね、ではその手紙のことを、見直してみましょう。手紙を渡す面談を予約するために、教授たち

に電話かメールで連絡してほしいのです。あなたは、それぞれの教授に一通ずつ手紙を渡し、その後、配慮が設定されます。高校時代とは少しやり方が違うのはわかっていますが、それがあなたにとってうまくいくよう、私たちが手伝います。あなたは教授にいくつか質問をする必要がありますが、もし必要なら私たちが必要な質問を挙げてみます。たとえば、試験時間の延長について、あなたは遅く残ることができますか？ それとも、早く始めるほうがいいですか？ あなたが教授に試験日の変更を頼まなくてはならなくなった場合、他の予定とかち合う日がありますか？ その試験はどこで行われますか？ 試験中にあなたが尋ねたい質問に、答えてくれる人は誰ですか？」

「いいですね、それで大丈夫ですよ。では、あなたがなぜ配慮を受けるのかを教授に伝えることについて話しましょう。あなたのASについて、教授に何か知ってもらいたいですか？ もしあなたが自分の問題をもう少し知ってもらいたい場合、必要があれば私たちは、2、3個の台詞を一緒に練習できます。もしあなたが同意してくれるなら、私は、試験の詳細について、あなたと教授の助けになることもできるのです」

プレゼンテーション（口頭発表）とグループプロジェクト（グループ研究） 多くの場合、プレゼンテーションやグループプロジェクトは、DSスタッフにとってより多くの注意が必要だ。というのは、これらへの取り組みは、標準的な配慮の範囲を越えてしまうからである。この領域での困難に取り組むには、学生や教授と直接、協同作業をすることが必要になることが多い。下記の一覧は、AS学生に見られるさまざまな機能障害の結果起こる可能性のある問題である。たとえば、クラスの前でプレゼンテーションをするよう求められた時、不安とソーシャルスキルの低さのために話せなくなってしまうことがある。こうした場合、ビデオ録音や字幕付きテレビなどの配慮が助けになるかもしれない。別の場合でも、学科の教員らとともに、その講座を取るのに機能として必要なものを補ったり、活動のなかの必要条件をはっきりさせることが、最も望ましい行動方針となる。

> **プレゼンテーションにおける、よく見られる困難**
>
> ・社交不安
> ・言語障害
> ・処理速度
> ・話題への関心の狭さや、字義にとらわれた興味の持ち方

　ケヴィンは「レトリック入門」という授業を取っていますが、その授業ではクラスの前での口頭発表（プレゼンテーション）が課されています。ケヴィンは、教室のクラスメイトの前で形式張って話そうとすると身がすくみ、結果として、話しながら制御不能なほど吃音が出てしまうのです。DSスタッフとケヴィンは、教授と話してみて、そのプレゼンテーションが最終評価の25％に相当すると知りました。

　何らかの種類のプレゼンテーションをしなくてはならないというケヴィンの必要に直面して、DSスタッフは講師と一緒に、この講座における「単位取得」を意味する、基本的で不可欠な構成要素は何かを探り始めました。その結果、ケヴィンが講師と1、2人の同級生の前でスピーチを行うことを許可する、または、スピーチをビデオ録画してクラスの前で再生する、といった代案を提案しました。

　上記のどの選択肢にとっても不可欠なのは、場合によっては、代案や合理的配慮がその講座の要件を満たさないこともある、と心に留めた上で、講師と徹底的に話し合うことである。

　グループプロジェクトは、教授や他の講座職員（授業助手や特別研究員）がグループや実験での力関係に気づいていて、困難が起きた時はそれに対処できることが必要である。例えば、他の学生たちが、AS学生を重要なミーティングやグループの社交や親睦活動で除け者にしていることはないか？　彼らは作業を公平に分担しているか、あるいは、面白くない作業の大部分をAS学生に課し

ていることはないか？　実験パートナーやグループメンバーは、自閉症スペクトラムの人との作業がスムーズにいかないことを敏感に気づくが、彼らは、ASの学生と一緒に作業したくない理由を、はっきり言おうとはしないのである。

　経験豊富な教授（多くはDSの意見を求めている）によって巧みな教育的介入が根気強くなされると、AS学生の不幸な体験が価値のある積極的な学生相互交流へと転じることがある。AS学生が抱えるこうした困難を監視し解決していくには、DSが、実験室やグループに関わる講座でAS学生を教える教職員との間に、優れた協働関係を築いておくことが必要である。これについては、次章でより詳しく論じることにしたい。

　ノート取り　DSスタッフ（あるいはチューター）が学生と定期面談をする時は、学生に授業ノートを見せるよう頼み、講師がどんな教え方をしているか質問する必要がある。その講師は、授業時間の全部あるいは大部分、講義をする傾向にあるか？　もしそうであって、しかもその学生が最小限のノートしか取れず、ノートの中に大きな空白があるようなら、その授業でノートを取るのはどんな感じかということを話し合ってほしい。

　学生たちへの質問として、講義で学んだことをフィードバックしてもらわなくてはならない。その学生は、あまりノートを取っていない重要部分を、自分が理解できているのでノートを取る必要がないと感じているのか？　その学生は、その講義には「的外れな」情報が多いと信じこんでいるのか？　その学生は、講義の内容を一語一語書き留めようと苦労するあまり、多くの部分を取りそこなってしまっているのか？　あるいは、他の、外在的な障害（目障りな照明、座席の配置、開けっ放しのドア、並んだ窓、不快な室温など）が邪魔をしているのか？

　学生たちは、ノートは、教授の講義の「教科書」になるのだということを理解しなくてはならないし、そのための方策が与えられるべきである。たとえば、ノート取りの技術を上達させるための「三項法」に従うなど、構造的なシステムでうまくやることのできる学生たちもいる。次の表では、第1項は講義中に

出てきた語彙、第2項はその内容情報、第3項は疑問点となっている。

三項法（Three-Column Strategy）

語彙	内容	疑問点

　学生たちはまた、講義を録音したり、ノートテイカー（代筆者）がついたり、スマートペンを使ってもいいという配慮を与えられるかもしれない。スマートペンとは、普通のペンのように書ける上に、教授の声を録音するコンピューター・チップが埋め込まれているものである。スマートペンは、特別な紙とともに使われ、学生がノートのその箇所に戻ると、録音した講義箇所をもう一度聞くことができる。

　もし学生が高校時代、ノートテイカーをつけることを認めてもらっていたなら、ノートテイカーの利用に関する大学の指針を一緒に検討し、その学生が、ノートテイカーの依頼方法を知っているかどうかを確かめることが重要である。もしその学生が知らない場合、教授に情報源として協力してもらうよう頼むための同意をとることが必要になる。以下は、その学生のためのシナリオの一例である[2]。

　　DSスタッフ：いいかい、ケヴィン、私は、君がノートテイキングを頼みたいと思っているクラスメートのふりをしよう。これが、君が見ておく必要があるカードだ。君がノートテイカーに重要な情報をすべて与えたこと、必要な情報を受け取ったことを確認するのに使う。そのカードには、君の名前、クラスの名前と時間、そして君のスケジュールを記入して、君

2）日本の場合と、手続きが異なる。

がノートテイカーからノートを受け取るための待ち合わせを決めたりすることができる。同様に、相手のメールアドレスと電話番号を記入して、君に質問がある時には、彼と連絡がとれるようにする。君の連絡先情報も、必ず彼に渡すようにする。さて、それでは、私は教室のここに座っているふりをするよ。僕に何の用だい？

学生：僕はケヴィン、君と同じ「レトリック入門」のクラスを取っている。スミス教授が、君が僕のピア・ノートテイカーになれるんじゃないかと提案してくれたんだ。やってくれる気はあるかい？

DSスタッフ：それがどういう作業なのか、どうやればいいのか、僕にはわからないな。

ケヴィン：つまり、もし君がオーケーしてくれるなら、僕のためにノートをコピーしてくれることに対して、DSから君に報酬が支払われる。君と僕は、いつ会って君のノートのコピーを僕がもらえるか決めておくんだ（当然、このシナリオは、個々の大学の指針によって異なる）。

DSスタッフ：でも僕はパソコンでノートを取っているんだよ。

ケヴィン：それでも大丈夫だ。それなら、君はノートをメールで送ってくれてもいい。これが僕のメールアドレス、これが支払いを受けるDSの連絡先だ。

（などなど）

本章の冒頭で指摘したように、学生およびその家族と健全な協力関係を打ち立てることが、高等教育におけるAS学生の成功を促す鍵となる。自閉症スペクトラムにいる学生たちと協働する時に起こる、ごく一般的な問題を概観してきたので、第4章では、障害をもつ学生たちへの配慮を支える法的な土台や、AS学生への学業上の配慮に関する特別な提案へと進めたい。

第4章

障害学生支援サービス (DS) 提供者に特有の課題

　第3章では、DS室のスタッフがAS学生とその家族との協力関係を作り上げるために、予備段階にすべきことの概要を説明した。移行作業の段取り、学生についての情報収集、配慮計画を立て始めること、家族との連絡に境界線を引くことなどである。学生とその家族の多くはDSのよいパートナーであり、私たちの介入や提案に対立するようなことは起こりにくい。しかし、DSスタッフが、ありったけのスキルや感受性や作戦まで用いなくてはならないような事態が起きてしまうこともある。本章では、このような事態のいくつかを詳しく検討してみよう。

学生との接触回数

　教職員やアドバイザーといった他の大学職員と比べて、DSスタッフは、支援の必要な学生と最も多く個別の連絡をとる。そのため、私たちは、週に何時間も、ASの学生と他のスタッフや教職員、両親、医療関係者からの電話をさばいて過ごさなければならない。

　連絡や支援のレベルは、個々の施設（大学）がもつ方針や、AS学生向けのプログラムに基づいて決められる。DS責任者には、その大学に合ったレベルのプログラム作りをするよう勧めたい。どのようなモデルが選ばれたにせよ、興味をもってくれた学生や家族には、入学が決まるまでに、その内容を詳しく説明しておく必要がある。学生を勧誘しよう、家族に好印象を与えようとして、

大学が自分たちのプログラムのレベルや、AS学生に関するスキルを誇張して説明することがあってはならない（私たちはそうした例をたくさん知っている）。さまざまな支援を約束された家族は、当然ながら、それらの支援を期待して入学するからである。

　私たちの支援方針を他の大学に広めようと働いてきたこの約10年間に、多くのプログラムとサービス提供モデルが開発されてきた。それらの一部の概要は下記のとおりである。

AS学生のための一般的なサービス提供モデル

○障害学生支援サービス
・配慮および学生との定期面談。必要に応じてその他の支援（無料。場合によってはピア相談員を含む）

○追加サービス
・社会的・学術的スキルのための定期的なグループまたは個人の定期面談が上記に追加される（有料の場合も）

○臨床モデル
・カウンセリング、コーチング、セラピーが上記に追加される（有料）。多くの場合、大学のカウンセリングセンター以外のコミュニティに紹介される

○治療モデル
・上記に追加して、特別な住居と監護（しばしば投薬管理を伴う。時には大学キャンパス外で。非常に高額）

　ひとたびその施設のサービスモデルが決定されたら、私たちはDS室に、次のことを提案したい。研修やワークショップ、その他の勉強会に参加して専門性を磨くこと、他の支援サービス室と施設同士の協力関係を築くこと、そしてその施設が無理なく実践できるモデルを定着させていくこと、である。学生や家族の中には、大学が決めた合理的なサービス以上のものを求める人たちもいる（社会性を教えるコーチングや、試験時間を無制限にする要求など）。そういう時には、学生にその大学のプログラムを再度説明し、できることの限界を

知ってもらうこともDSの仕事である。

DS室が学生と連絡を取る頻度や長さについても、指針と期待値を設定することが重要です

　学生や家族には、大学のプログラムがどんなサービスを提供するのかをあらかじめ知らせておく（必要なら何度でも）。大部分の家族が期待しているのは、自立し成功する学生である。ただ時々、AS学生の家族は、学生を成功に導くものが必ずしも彼らを自立させることにならない（たとえば、多すぎる補助員や多すぎる配慮）、ということを忘れてしまう。こうした例のいくつかは第3章でも論じたが、どう対処するのか以下の項で述べていきたい。

両親からの合理的ではない要求の例

- コースの必須条件の変更（試験の代わりにレポート、あるいはその逆）
- 規律違反に対して処罰をしない（盗作／盗用、カンニング、盗みなど）
- 教職員や仲間に対する暴力や不適切な行為を黙認する
- 根本的な方針または手続きの変更
- 個人的なサービス（モーニングコール、排泄、身支度、投薬などの手伝い）
- 学生を作業に集中させるため、あるいは行動を監視するための補助員をつける

境界の引き方

　DS室が学生と連絡を取る頻度や長さについても、指針と期待値をあらかじめ設定することが重要である。学生たちが、少なくとも最初の2学期間は定期的に（週に1、2回、最短でも10分間から長くて1時間以内）、DS室の誰かと面談することを強く勧めたい。最初は、これが時間の無駄に思えるかもしれないが、のちのち、多大な労力と時間が節約されることになる。移行の過程においても、DSスタッフとの健全な関係を創り出す上でも、いざという時、いつ・

どこに・どのように助けを求めればよいのかを理解する上でも、その定期的な面談が学生の助けになる。

学生の中にはとくに窮迫していて、週に複数回の面談を必要とする人がいる（特に、移行期、変化の時期、新学期の初めあるいは中間試験中などストレスのかかる時期に）。頻繁な面接は必ずしも悪いことではないが、以下のような場合は認められない。(a)DS室にとって、あまりにも負担が大きい場合、(b)ストレス、鬱状態、強い不安といった徴候があり、精神科医のもとに送るのが最善と思われる場合、または、(c)その学生が自分でまったく動かなくなり、DSの支援があってのみ前進できるという場合である。

学生が週に何回もやってきて、DSスタッフがいなくては何も決められない、ということが起こるが、それは支援サービスが効果をあげていないことを意味する。このような場合、DSスタッフが親代わりになってしまっており、その学生の自立に向かう動きを支援しているとは言えない。学生、両親との間に「境界線」を引き、それを維持することが、DSの責務である。

毎週の面談の折には、各授業ではどうか、どの宿題に手こずりそうか、学生寮での生活はどうか、配慮を求める交渉をする際にどんな手助けが必要か、といったことを、学生に確認する。これらを知っておくことによって、DSスタッフは、学生が自力で決定を下し、必要な時には助けを求めるよう、支援することができる。間違えることもあるだろうが、それは学びの一部である。通常、ASの学生は、自分で考えているよりもうまくやっており、彼らに必要なのは、どれほどうまく物ごとを処理しているかを認めてもらう経験である。

●●●
学生が週に何回もやってきて、DSスタッフがいなくては何も決められないということが起こりますが、それは支援サービスが効果をあげていないということを意味しています

物ごとに対処するのに不可欠なスキルを身につけるために、言語聴覚士など

にはお馴染みの方法、スキャフォールディング（scaffolding：足場かけ）とスクリプティング（scripting：脚本化）を紹介しておこう。ASの学生たちは、一般に、シナリオや規則に従うのは得意なので、大学の主要人物とのやりとりやコミュニケーションのためにそれらを示すとよい。その学生が他の職員に何か言わなければならない時に備えて、さまざまな状況で使うシナリオを用意しておくのである。自分で、より効果的にコミュニケーション方法が学べるようになるにつれ、それらのシナリオの必要はなくなっていく。

「シナリオ」の開発と「足場かけ」　教室であまりコミュニケーションをとろうとしない学生は、学ぶ機会を逸しているばかりでなく、同時に、それらのスキルを磨く機会も逃している。幸いにも、ASの学生たちは、対人スキル・言語スキル・体系化スキルの弱点を補うために、シナリオ、テンプレート、足場を使うのがとても得意なことが多い。クラスメートや教授陣、友人たちと交流する場合に、そういったガイドがあれば、力量は確実に高まるだろう[1]。

　「スキャフォールディング（足場かけ）」とは、個人の能力を徐々に伸ばすことを目的に、仮設の足がかりを準備する、という意味である。「足場」は、学生ごとに個別に決められ、必要性の変化と目下の状況に合ったもので、調整可能でなければならない。能力が発達していくと、その時点の課題が克服できるので、足場は取り去られる。

シナリオのサンプル

・よいセルフ・アドボカシー（自己擁護）ができる
・交渉術を身につける
・教職員と協力して問題解決ができる
・大学内で仕事を見つける
・同級生と一緒に勉強する
・異性の相手との交流をする
・整理整頓を始める

---

1) Schuler, A. L., & Wolfberg, P. J. (2000).

多くの AS 学生は、配慮を受けるためにルールが取り決められているにもかかわらず、教職員との交渉に難しさを抱えている。「足場」となるシナリオでは、まず学生と DS スタッフが、配慮とそれを交渉する手続きを検討していく。学生の同意を得た上で、DS は教授に連絡をし、その学生から連絡があるであろうことを伝え、その学生の抱える AS 上の問題について予告しておく。一方学生は、自分が教授と話し合いたいことのアウトラインを作り、DS 専門家とシナリオを作る。学生は、最初、自力でそのシナリオを練習し、それから、DS 職員と一緒に練習する。そして、学生は、面会予約のためのメールを教授に送る。面談の最中、学生はシナリオのとおりに、配慮のための文書を渡す。

　「スミス教授、私はあなたの『レトリック入門』セクション 2 の受講生です。これは、私の配慮についての DS からの文書です。私は、試験時間の延長、別室受験、ノートテイカーについて、あなたとお話ししたいと思っています。私は、クラスが始まる前ならば試験延長のための空き時間がありますが、クラスの後に残ることはできません。ご都合はいかがでしょうか？　また、私はノートテイカーを見つける必要があるのですが、クラスに知っている人がいません。依頼できそうな学生を一人、推薦していただけますか？　私の障害についてさらにお知りになりたい場合は、どうぞ DS にご連絡ください。」

　面会に続いて、学生と DS スタッフはそのやりとりを振り返り、（必要なら）他の教授たちとの交渉に備えて修正が必要かどうかを検討する。その次の回、学生は手順をこなしたことで自信を増しているので、もっと主導的になれる。ひとたび、練習した手順が楽にこなせたと感じられれば、「足場」はもう必要がなくなる。

　要は、DS スタッフが、異なる種類の交渉ごとへの不安を和らげるために、学生とともに多数のシナリオを作成することだ。大学で起こる問題に対して複数のシナリオを作成することは、他の学生やスタッフや教職員に気楽に話しかけることができない学生にとって、「自信」の貯蔵庫になる。練習することによって、学生は、どんどん複雑な状況へと進み、多種多様なレベルのシナリオを使いこなすことができるようになるだろう（教授が配慮に応じない場合に何

と言うか、など)。

　DSスタッフにとって、この作業には多くの時間を要する。しかしそれは、自分で交渉ごとができる、という学生の大きな自信になるのだから、費やす価値のある時間だといえよう。

保護者との接触回数

　ASの学生たちが大学教育に入ってくるとき、彼らの両親は、学生・大学と家族の間に発生する関係に対して、それぞれ異なった期待を抱いている。障害学生の親はそれまで、ミーティングに必ず出席することや、わが子の教育計画に変更があるたびに相談を受けてきている（米国の特別教育法に定められている通り[2]）。そのため、大学やDS室と親との間に、よりオープンなコミュニケーションがあることを期待しているかもしれない。彼らは、個々の大学での、家族との連絡を制限しているさまざまなルール（それらは大学間で統一されていない）に通じていないかもしれないし、それを守るのが難しいのかもしれない。さらに、親の一人あるいは両方が、自身が広義の自閉症の徴候（付録B参照）を示すこともある。言ってしまうと、彼らの行動は、自己規制や対人能力や伝達能力の欠陥の表れかもしれないのである。DSの支援があれば、その親は学生に、自立と成長のためのより大きなチャンスを与えるようになるだろう。

DS室は、学生の同意を得てはじめて、親や家族と話したり協働したりすることができます。学生の同意なしには、どんなコミュニケーションも行われません

家族との効果的なパートナーシップの創出

　次章で詳細に論じる「家庭教育権とプライバシー法」（FERPA）[3]のような

2）日本の小・中・高校における特別支援教育では、保護者との面接に力を入れているようだが、ルール化までなされているかどうかは不明である。
3）正式名称：Family Education Rights and Privacy Act

法的制約に加えて、ほとんどの大学の方針には、AS学生の大学生活への家族の関与について法的な制限が明記されている。DS室は、学生の同意を得てはじめて親や家族と話したり協働することができる。学生の同意なしには、どんなコミュニケーションも行われないのである[4]。ほとんどのDS室は、両親に守秘義務のルールを伝えており、これに基づいて親を関係から外すことには慣れっこになっている。

　私たちは、AS学生の家族との関係は、むしろ違う方法で成り立つと考えている。このことは特に重要だ。というのは、障害をもつ自分の子に関して、両親は、さまざまな別の権利を持っているからである。たとえば、学生の同意がないためDS室とは連絡し合えない場合でも、両親は、学生の障害の特徴を直接、寮関係のオフィスに開示することができる。家族は、自分の子の障害や、変化やストレスに対するその子の反応について熟知しており、そのことは、AS学生との協働を進めるためには不可欠である。このような法律上の理由やその他の困難があったとしても、私たちは、自閉症スペクトラム学生の両親とは、敬意に満ちた協力関係を結ぶことを願っている。

家族が息子／娘について提供すべき情報

・日課と関心ごと
・好きなことと、嫌いなこと
・以前の学校体験
・友人との関係
・教師との関係
・過去に受けた支援サービスの種類
・困難および／または問題（とくに精神医学的なもの）

障害学生の両親は、「当事者」でいることに慣れている。そのため、彼らは

---

[4] 日米では成人年齢に違いがあり、米国では18歳になれば子は1人の成人として扱われ、親であれ同意なしに子の成績などの個人情報にアクセスすることができない。

後ろに下がり、学生本人に成功あるいは失敗を学ばせなくてはならない、と告げるのは難しいことだ。学生の自立を促すのに何が最善か、という話から始めるのが、多くの場合、この話をうまく切り出すコツである。

ヘリコプター・ペアレンツ　「ノー」という返事を受け入れない親たちもいる。こうした親は、よく「ヘリコプター・ペアレンツ」と呼ばれ、子の生活のあらゆる局面に関与しようとする。彼らは、絶えずわが子に電話やテキストメッセージやメールを送り、教授・管理者・学部長・そして学長とさえ、直接、話をしたがる。彼らは、学期末レポートや宿題を受け取って、校正したり修正を加えたりする。DSに週に何度も電話をしてきて、折り返しの電話を求める。AS学生の多くは、大学生になっても、自分の親からこのレベルの管理を受けても拒まない。けれども、この状態は、自立とセルフ・アドボカシー（自己擁護）を促すほうには働かない。

筆者の一人は、発達障害児の両親を「コマンドー（奇襲部隊）・ペアレンツ」と名づけた。これは、ヘリコプター・ペアレンツという概念を、さらに上のレベルに引き上げたものである。これらの親は、大学入学を果たすような支援サービスを受けるためにはこうした交渉ごとが必要なのだと、子についてのそれまでの経験から思い込んでしまっている。障害をもつ若者を大学に送りだすのは、恐ろしいことだ。大学が家から遠く、コミュニケーションが得意ではないのだからなおさらであろう。こうした親たちの、自分の子の障害に対してもつ権威と指揮権（コマンド）にDS室が対抗するのは、容易なことではないが、以下の方法が有用かもしれない。

> **コマンドー（奇襲部隊）・ペアレンツの扱い方**
>
> 彼らに思い出してもらおう………
> ・自分たちの目標は、自分で諸機能を果たせる息子／娘をもつことである
> ・頻繁な介入は、彼らの息子／娘に、「あなたには救助が必要です」というメッセージを送ることになる
> ・問題解決に両親が干渉すると、自立したがらない学生を生む
> ・障害をもっていても、ASの学生たちは自立を望んでいる
> ・親自身が大学に入った時、自分たちに我慢できた親の介入のレベルはどうであったか
> ・大学に送ることによって、彼らは息子／娘の能力を信じているという強いメッセージを送った
> ・間違いは起こりうるが、間違うことなしには学習も成長もない

　支配的な両親に対して、大学は彼らの子らに自立することを教える場所であることを告げなくてはならない。大学は、彼らの子が家計をやりくりしながら自力で生活していけるようになるのを助けたいと考えているのである。両親は通常、よいプログラムが自分の子にもたらす価値を理解する。DSスタッフは、両親に後ろに下がってもらい、子が自分で前より少し外に踏み出せるようになるのを助けるのだ。このようにして、情報共有や問題解決は学生と行い、親は相談役の役割だけを果たす、という関係が始まるのである。
　もし、両親の有する子に関する知識と、DS室の有するAS学生の支援に関する専門性、が相互に尊重しあう関係になっているなら、連絡を制限することについての率直な話し合いの土台はできたといえる。

●●●
もし、両親の有する子に関する知識と、DS室の有するAS学生の支援に関する専門性、が相互に尊重しあう関係になっているなら、連絡を制限することについての率直な話し合いの土台はできたといえるでしょう

家庭によって違いはあるが、電話やメールの頻度および長さのガイドラインをきっちり定めておくことが必要だ。たとえば、次のように。「緊急の場合を除いて、週に1回5分間以内の電話をすることができ、週2回以内のメールを送ることができます。お子さんの学業に影響するかもしれないどんなことでも連絡してきてください。私のほうからは、あなたの息子／娘さんが同意した場合にのみ、彼／彼女の全体状況に関する最新情報をお伝えできます」（付録Eの同意書を参照）。私たちは、このようなガイドラインは学生にも伝えてある、と断りを入れることにしている（「私が電話していることを、息子には知られたくないのですが……」という言葉で電話を始める親を制止するには、多くの場合、これで十分である）。こうした親たちに、彼らの息子／娘は「知る権利」を持っている、と説明することによって、今や、子ら自身が権利をもつ「大人」だということを思い出してもらうことができる。

　「知らんぷり」の親　場合によっては、AS学生を大学に入学させた後、その親が知らんぷりをすることがある。こういう親たちは、DS室がアレンジするどんなプログラムに関わることも拒否する。中には疲れ果ててしまっている親もいるだろう。別の親は、我が子の診断についての自分の気持ち――「完璧な我が子」という失われた理想像に対する喪失感など――に、折り合いをつけないまま来てしまったのかもしれない。

　また、診断を受けてから日が浅く、彼らの息子／娘のためにDSとどのように協働するかがわからないこともあるだろう。そのタイプの親たちとは協働しやすい。なぜなら彼らは、自分たちのサポートがあれば子が大学でうまくやれると理解する可能性があるからである。そうなってもらうために、DSは親に障害の特性や、その障害が大学生活に与える影響について説明する。また、参考文献や役立つウェブサイトを読んでもらう。学生の同意を得てアセスメントの専門家に連絡し、現在の学生の状況を詳しく調べてもらってうまくいったこともある。専門家が、アセスメントに必要な情報を得るために、親に手を差し伸べるからである。

　DSは、必ずしもこういう親たちの内面に変化をもたらすことはできない、

ということを自分に言い聞かせておこう。あなたは、学生に配慮やサービスを提供するためにそこにいるのであって、親たちのためではない。そうしたいと思うかもしれないが、親に助言や忠告を与えたいという衝動は、あなたがそれに特化したトレーニングを受けたか、委任されたかでない限りは、抑えよう。私たちは、そういうケースでは、同様の問題と向き合ってきた親がいる支援グループ（オンラインまたは地域の親の会）を見つけるようアドバイスをすることにしている。

まれなことだが、学生のASに関する書類（多くの場合は最近の）が、何の事前連絡もなく、大学に届くことがある。入学前後にDS室を訪れたことも、どんなサービスがあるかを問い合わせたこともなく、大学側もその学生がASであることも、支援サービスの必要があることも何も把握していない。その学生とも家族とも、ASや大学について何かしら協働したことのある人がまったくいない、というケースである。ASの学生を支援する気がない親たちをその気にさせる手っ取り早い方法はない。

●●●
ASの学生を支援する気がない親たちをその気にさせる手っ取り早い方法はありません

こうした状況で、私たちが最初に提案したいのは、その学生が、大学内で「親代わりの」支援を、一日も早く見つけるのを手伝うことである。つまり、カウンセラーやそれに類する人が、親だったらそうするだろうという方法で学生に助言し、大学内に支援者を見つけるのである。私たちはまた、支援レベルをあげて、その学生のために大学での代理人格の人（おそらく大学寮アシスタント、大学寮住み込みの教職員、あるいはカウンセラー）を見つけるよう、アドバイスをする。

このレベルのサポートは、ほとんどのDS室の限界を超えており、学生が、必要な決断やその他の日常的な助言のすべてをDSに頼ってしまう、という危険につながる。こうした状況にいる学生たちは、DSスタッフに助けられながら、

別の教育的な選択肢を検討する必要があるかもしれない。もし大学に残ることができるとしても、そうした支援ネットワークは、DS スタッフ以外の人々によって構築されなくてはならない。

怒れる親　親の中には、発達障害のある子をもったことに怒り続けていて、その怒りを大学職員にぶちまける人もいる。大学が自分たちとコミュニケーションをとらないこと、情報提供を求めてこないことに怒る親もいる。私たち自身、自閉症スペクトラムの子の親として、親がもつさまざまな感情を知り尽くしているので、そういう親の気持ちは理解できる（私たちの一人には、ちょうど大学に入ったばかりの子がいる）。

繰り返しになるが、このような場合に提案したいのは、親たちに、「あなたたち親からの情報提供を高く評価している」と伝えること、情報の流れについての DS の指針を納得してもらうこと、である。多くの場合、大学寮長と話すことや投薬のために精神科医を確保することなどの、具体的で重要な役割を担ってもらうことが親に自覚をもたらす。「DS 室のスタッフに怒りをぶちまけることは許されない」と直接言わねばならない親もいる。ただ、これらの反応は、ほとんどの場合、恐れや失望や誤解に由来する、ということを理解しておくことが、こうした事態を収める助けになるだろう。

支援サービス提供者 対 臨床家

DS スタッフは、AS 学生を支援する際、修学上のサービスを提供することと、治療者になる、という間の線を越えてしまいやすい。その理由は、AS 学生のニーズが切迫しているからかもしれないし、その学生が人としてかわいらしく興味深いから、あるいは、スタッフの側が、自分だけがただ一人、その学生を理解している人間だと感じるからかも知れない。これは特に、DS ワーカーが大学に一人だけであるような、小さな大学の場合に起こりやすい。加えて、DS スタッフの中には、治療者となるトレーニングを受けている人もおり、そのスキルが本来の自分の仕事の領域を飛び越えさせてしまうのである。

●●●
私たちはこの誘惑と絶えず戦い、大学では誰も、一人の学生にとっての重要人物になることはできないのだと、自分に言い聞かせなくてはなりません

　私たちはこの誘惑と絶えず戦い、大学では誰も、一人の学生にとっての重要人物になることはできないのだと、自分に言い聞かせなくてはならない。ASの場合、このことを肝に銘じておくことが特に重要である。なぜなら、学生のすべての社会的接触・案内役・情報入手先として、DSスタッフだけを当てにする、という状況に陥りやすいからだ。ASの学生は決まった手順を好む、ということを思い出せば、メールをチェックしたり、おしゃべりをしたり、頼み事をしたりするためにDS室に毎日立ち寄る、ということが、その学生のお決まりのパターンになってしまいやすいことがすぐにわかるだろう。これは誰にとってもよくない。学生は行き詰まり、DSスタッフは、疲れ切ってしまうからである。

　大事なのは、大学のあらゆるリソースは学生のためにあり、それをすべての教職員が共有することを目的としている、ということである（付録D「大学内の支援リソース評価」参照）。カウンセリングおよび学生メンタルヘルスセンターは、特に、精神疾患の併発診断をもっている学生にとって主要なリソースである。寮の管理室および住居センターは、ルームメイトとの話し合いや他の困りごとにおいて重要なリソースである。個人指導サービスには、実際的なスキルアップの戦略を立ててくれるように頼めるかもしれないし、教職員やスタディ・アドバイザーは、履修登録や講座選択を助けてくれるだろう。

　キャンパス外のリソースも重要である。もし学生が外部のメンタルヘルス専門家にかかっているなら、必要に応じてその人に連絡を取れるように、同意書に署名をもらっておくことが必要だ。言語聴覚士、コーチ、認知療法専門家などは、学生が関係をもつことのある医療専門家の例である。もし彼らが関わっていないなら、こうした専門家の関与を考えてみるのは賢明なことかもしれない。

教育訓練プログラム（特に特別支援教育）、提携医療専門家トレーニング（特別支援教育や作業療法プログラムなど）、臨床心理学やカウンセリング学科をもつ、あるいは提携している諸大学は、AS学生を支援することに興味をもっている。特に大学院生には、メンターの役割や、大学オリエンテーションや移動などの際の支援を頼めるかもしれない。また、これらの大学の教職員は、あなた以上にASに精通していることがある。

　覚えておいてほしいのは、DS室が唯一、大学でのAS学生の管理に責任を負っていると思うのではなく、その学生がもつ多岐にわたる諸問題のいくつかは、大学全体で取り組めばいい、ということである。

●●●
覚えておいてほしいのは、DS室が唯一、大学でのAS学生の管理に責任を負っていると思うのではなく、その学生がもつ多岐にわたる諸問題のいくつかは、大学全体で取り組めばいい、ということです

大学院生や専門職課程の学生への特別な考慮

　ここまで、私たちは、主に学部生に関係した問題について論じてきた。しかし、多くのAS学生は、医学、歯学、法学、および人文科学系・社会科学系のさまざまな研究分野で、大学院や専門職課程に進学している。私たちは、医学、法学、その他のASをもつ専門家や学生を支援したことがあるが、彼らの多くは、学部生の環境ではかなりうまくやってきていた。そういう経験から、私たちがASの学部生を支援する仕事は、その人が将来大学院や専門職課程で学び専門家になることの準備にあたるのではないか、と、毎日、考えている。

　住居や寮生活や教職員にまつわる問題は、これら年長の学生たちにとっては、それほど問題ではないかもしれない（私たちは明らかな例外にも多々出会ってきたが）。より切迫した問題は、通常、専門職課程が求める基本要件にある。

大学院や専門職課程は、適性に関してより厳格であり、それらの適性と関係ないような配慮をあまり作りたがらない。たとえば、医学部の学生は、しばしば、彼らが一連の基本的資質を備えているということを示す技術基準の申告書に署名しなくてはならない。その基本的資質とは、コミュニケーション（書く・話す・聞く）、感覚および運動の協調、統合能力、批判的思考の潜在能力、行動上および社会性の資質（共感性を含む）などである。ASの学生たちは、自分がこれらの特性を備えているということを示すか、合理的配慮があればそれらの特性を示すことができる、ということを証明することが期待されている、と自覚しておかねばならない。

　加えて、大学院課程の学生への配慮は、スタンダードではない配慮（多くの大学院生は、試験を受けたりせず、個別の研究プロジェクトについて自主的に研究する、ということを考えれば）や、インターンシップ、臨床実習（特に医学や法学の場合）に及ぶ。対人的、職業的には、一緒に働く人への思いやりや、専門家らしい身なりや振る舞いを身につけることが期待される。

　私たちは本書全体を通して、AS学生のニーズは多岐にわたっており、学術的領域と非学術的領域の両方にわたる、ということを強調したい。次に、さまざまな法的基盤と、AS学生の学業面での配慮の必要性へと進むことにしよう。

第5章

修学上の配慮と法的問題

　大学は近年、さまざまな障害をもつ学生の支援に精通してきている。しかし、AS学生のニーズは、修学上でだけ苦労するような他の障害学生たちとは異なる。これまで述べてきたように、AS学生は、大学での教育体験のあらゆる局面における、社会的分野・認知的分野・実行機能など広汎な領域に困難を抱えているのだ。

　ということはAS支援スタッフにとっての課題は、社会的領域や実行機能の領域にあるといえる。特に、社交スキルの欠如が、この年齢の課題である自立に影響する。具体的には、ASの学生は、大学寮で友達を作るのが苦手だ。実際、ルームメイトと一緒に生活することが、双方にとって、とても難しい。友達を作りにくい理由のいくつか――目を合わせなかったり、暗黙のルールを理解しなかったり――は、AS学生にとって、教室でも課題となる。これらの要因が、彼らを、「変わった人」「何を考えているのかわかりにくい人」に見せてしまう。こうした学生への「配慮」を成功させるには、何がAS学生をうまく動かすのか、という深い基礎知識が必要だ。

　この章では、大学教育におけるAS学生に関係する、さまざまな法律を概説する。法に基づく「配慮」の概念を検討し、「配慮」に関して、何が合理的あるいは非合理的かをみていく。そして最後にいくつか、「配慮」に関する提案をしたい。教育上の配慮は、法律と非常に密接に関わり合っているので、本章ではそれらを結びつけて論じる。

関連法

　障害をもつ学生は小・中・高校生の間、(米国では)特殊教育法という法律によって、特定の医学的障害、学習障害、または他の障害の診断に基づき、「特別支援教育を受ける権利がある」とみなされる。つまり、障害の査定、それに基づく教育的支援、および配慮をこの法律が保証しており、もちろん、親権者である親の同意や参加も保証される。

　しかし、大学教育に進むと、法律上の焦点は、権利付与や教育上の支援から、差別からの保護および機会均等へと転じる。学生は徐々に、「自分は障害者だ」と認め、保護されるグループの一員であることを示さなくてはならなくなる。言い換えれば、法律上の「成人」となった学生(米国では18歳)は、自分が責任者として自分の教育と障害を担当しなくてはならないのだ。一方の家族にとって、自分たちの関与が大学のポリシーによって制限されると知ることは、ショッキングなことである。家族は、提出書類のガイドラインや、支援を受けるためのスクリーニングが、高校時代より厳しくなっていることに気づく。学生は、配慮やサービスを受けられないことに初めて直面するかもしれない。認められたとしても、通常、サービスや配慮が、高校時代に受けていたものよりずっと制限されることを、家族は知ることになる。

●●●
成人となった学生は、自分が、自分の教育と障害の責任者になるのです

　大学教育における障害支援の根拠となる主な法律は、リハビリテーション法第504条(1973)、アメリカ障害者法(ADA)、連邦家庭教育権と個人情報保護法(FERPA)である。これらを一つずつ概説していこう。リハビリテーション法第504条とADAは、障害を根拠とした、雇用・教育・施設(下記参照)での差別待遇を禁止しており、障害者を差別待遇から保護している。FERPAは、学生の教育記録およびプライバシーへの情報アクセスを規定している。特殊教育法と、障害をもつ大学生を保護する障害者法との間には違いもあるので、その違いのいくつかを、下記に要約する。

1973年リハビリテーション法第504条　これよりも新しいADAに比べるとあまり知られていないが、第504条は、障害を根拠とする差別待遇を禁じる重要な公民権法の一つである。公立私立を問わず、連邦からの資金援助を受けている教育プログラムや、学資援助を提供するような活動における差別を禁じている。米国のほとんどの大学はこの区分の中に入っており、例外は、連邦政府の補助金を受け取っていない数校の宗教系大学だけである。

アメリカ障害者法（ADA）　ADAは、障害を理由とした雇用・教育・配慮上の差別の禁止、および、公共施設へのアクセスの提供のため、第504条の適用範囲を拡大した連邦公民権法の一つである（1990年制定）。この法律は、連邦政府から資金援助を受けている公共団体と民間団体に適用されるので、ほとんどの就業場所や大学に適用される。ADAの第2章・第3章では、雇用・行政・公共施設・商業施設・交通機関において、障害を根拠にした差別を禁じている。そこには、ビルや施設へのアクセス、雇用慣行、提供されたサービスへの評価、苦情が含まれる。

連邦家庭教育権と個人情報保護法（FERPA）　FERPAは、法律上の成人である学生（18歳以上）が、自分の教育記録を利用・訂正できるように制定された法律の、改正法として成立した。FERPA以前は、学生記録は封印され、個人で閲覧することも変更することもできなかった（「永久保存記録」というものがあったことを思い出してほしい）。FERPAの下では、大学生は、自分の教育にまつわる関連情報を含めた自分の記録の閲覧要求ができ、誤りの修正を求めたり、同意なしに機密情報が開示されたことを訴えることができる。

FERPAは、親が子である学生の教育記録を見ることを厳しく禁じてはおらず、大学ごとに法解釈は異なる。多くのDS室は、医療プライバシーの規定に加えて、FERPAを、障害情報へのアクセスの規制や学生のプライバシーの保護を正当化するために用いている。そのため、(a)法律上成人である学生が（親ではなく）すべての障害情報を要求および管理し、(b)障害情報や資料への親のアクセスおよび関与を制限し、(c)書面による学生の同意のない（臨床記録を含む）障害情報への大学職員のアクセスを制限している。

大学の権利と責任

　第 504 条と ADA に基づいて、大学は、資格のある障害学生に、あらゆる教育プログラム、サービス、施設、そして活動への平等なアクセスを提供しなくてはならない。また、大学は、適格な障害者に対して、合理的配慮、学業上の調整、補助器具やサービスをも提供しなければならない。さらに大学は、学生の障害に関して秘密保持に責任をもち、（苦情の正式な手続きを含め）書面によるポリシーと手続きを規定し遵守しなくてはならない。

大学の権利

・教育的な水準、整合性、自由を保つ
・コースとプログラムの基本要件を決定する
・行動規範を維持し、守らせる

---

　3 番目に関して、障害学生もまた、教室での適切な行動規範を守らなくてはならない。AS があるからといって例外は認められず、たとえば、教室で激昂して教授に食ってかかり、クラスとその指導者を脅迫するような学生は、懲戒処分を受けることになる。その学生が AS であるという事実が持ち出され、処罰の決定に影響があるかもしれないが、障害があるということが、学生の行動の言い訳にはならないし、教育環境を破壊して良いという理由にもならない。

大学の責任

　大学は、資格のある障害学生たちに、下記を保証しなくてはならない。
・すべての教育プログラム、サービス、施設、活動への平等なアクセス
・合理的配慮、学業上の調整、および／または補助器具やサービス
・学生の秘密保持
・書面によるポリシーと手続き（苦情を含む）

開示と守秘

通常、大学生は法律上、成人なので、彼らは、自分に関する資料を利用する権利をもち、秘密性は完全に保護される。しかし、大学が異なれば、開示に対する態度も異なる。上記のように FERPA を厳格に解釈して、書面による学生の同意がなければ、いかなる情報も誰にも見せない大学がある一方で、成績表、司法上の処罰、健康情報など、ある種の情報を、大学の専門スタッフたちが共有する大学もある。

大学は、どの情報を、誰になら開示してもよいと認めるか、についての学生自身の意向を考慮しなくてはならない。親への開示をどのようにするかを決めてもらうとよいだろう。たとえば、学生にとって安全な環境（寮の部屋や寮アシスタント室など）で安心してその判断ができるようにする、といったことでうまくいくことは多い。そうはいっても、どの情報が、どの程度開示されてもよいかを決めるのは、あくまでも学生本人である。

●●●
彼に関するどの情報が、どの程度開示されてもよいかを決めるのは、その学生本人です

ケヴィンは、多くの教員やスタッフが関わる科目に慣れていません（教授、ティーチング・アシスタント、ラボ・コーディネーター、口述インストラクター）。高校時代は、自分についての多くの情報を教員らが共有していることを知りませんでしたが、AS を根拠とする配慮がなされていたため、楽に学習ができていました。大学生となった今、ケヴィンは、誰に質問をすればいいのかがわかりません。先生たちの中ではラボ・インストラクターが一番話しかけやすい立場の人です。しかし、そのインストラクターにはひどい外国語訛りがあって、ケヴィンには彼の言うことが理解しにくいのです。

結局、ケヴィンは努力しなくなりました。今までシラバスを利用したことが一度もなく、ケヴィンにはその重要性も、利用方法もわかっていません。彼は、教師に指示されたページだけは読みましたが、その他の項目を読もうとはしませんでした。あるコースには、12 ページのシラバスがあり、そ

こには、注意深く、詳細に、学生の責任、教授の期待すること、評価の要件が書かれていました。ケヴィンは、これらに注意していなかったため、予想された結果に陥ってしまいました。彼は課題を提出しなかったので、二つの科目で落第する見込みです。DS室は、ケヴィンは、自分がASであることをそのコースの講師に開示して、特別な支援とさらにいくつかの配慮を求めるべきだと考えていますが、ケヴィンはそうすることを渋っています。

学生の権利と責任

　障害のある学生は、大学のあらゆる課程や活動に平等にアクセスできる法律上の権利を持っている。大学が認めなくてはならない権利には、効果的で適切で合理的な配慮を受ける権利が含まれている。これはしばしば、AS学生と大学が最初に出会う場となるが、そこで学生・家族は、試験や大学寮における配慮を交渉する。高校時代までと違って、学生自身が大学（DS室）に自分への配慮を要求し、それをチェックする主体にならなくてはならないのである。

高校時代までと違って、学生自身が大学（DS室）に自分への配慮を要求し、監視したりしなくてはならないのです

学生の権利

・大学のあらゆる課程および活動への平等なアクセス
・あらゆる教育的活動への平等なアクセス
・合理的かつ適切な配慮
・個人情報保護と秘密保持

　学生の権利には、学生の責任が伴う。学生は、自分の障害を開示する最終的な責任を負う。これをしない場合、大学は、その学生が障害者であると認知する義務や、可能な法的保護を提供する義務を負わないということになる。自己

開示はまた、大学の指針にしたがって、障害に関する書類を提供することを含む。学生は、自分自身に配慮を要求すること、その有効性をチェックすること、に責任を持つ。最終的に学生は、障害への配慮に関して正当に制定された指針や手続きに従わなくてはならないし、修学上および行動上、大学が要求する基準を満たさなくてはならない（例：そうでなければ卒業資格が与えられない）。

学生の責任

・大学内の指定された部署に自己開示すること
・大学の指針に従った、障害に関する書類の提出
・合理的配慮の要求と、有効性のチェック
・大学の指針と手続きを遵守すること
・修学上と行動上、要求される基準を満たすこと

配慮とは何か？

　配慮とは、修学上のプログラムおよびその環境に対する調整、と定義され、環境に参加する際の、障害による機能不全の影響を和らげることを目的としている。宿題を調整する、アクセスが容易になるよう教室を変える、違う形態の本を使う（印刷物ではなくオーディオブックやコンピュータディスク）などはすべて、大学キャンパスで一般的に提供されている配慮の例である。条件を公平にするために、配慮は、カリキュラム教科内容を根本的に変えることなく、学習環境の方を操作可能にしようとする。

　配慮を受ける資格のある学生は、クラスに出席して、必要な課題を仕上げなくてはならない——教育上の基準は変わらないのである。たとえば、AS学生は、障害をもたない学生と同じ宿題を仕上げることを期待され、同じ教育的基準を使って評価される。学生は、「障害を持つ学生」という分類にいるというだけの理由では、同じ本を読み、同じ学期末レポートを書き、同じクラスに出席することを免除されることはない。とはいえ、時間の延長や課題負担の軽減など、ある種の修正が必要になる場合もあるので、それについて詳細に論じていこう。

大学には、教育水準・整合性・自由を保つ権利と、その個々のコースやプログラムの基本要件を決定する権利がある。基本要件とは、コースやプログラムの本質的側面で、障害学生のために変更・修正される必要のないものだ。

●●●
基本要件とは、コースやプログラムの本質的側面で、障害学生のために変更・修正される必要のないものです

　一例として、学習指導要領における数学や外国語の要件を挙げてみよう。ある学生が工学専攻で、非技術系の本を読む気も外国旅行をする気もないとしても、それが工学教育にとって必須であると決められているのであれば、彼／彼女は他の学生と同じく、外国語や必修科目の条件を満たすことが求められる。

　配慮は、他の学生に対する優位性が不当なものであってはならない。ADAの第2章は、配慮を、「その機関がもつ規則・指針・慣例の修正、建築上やコミュニケーション上のバリアーを取り除くといった環境上の調整、あるいは、補助器具や補助サービス」と規定している[1]。定義上、配慮は合理的な場合も非合理的な場合もありうるが、この相違の解釈は、決して単純なものではない。大学は、何が合理的で適切かを決定し、効果的な代替物の中から選択するであろう。これは、たとえば、学生がノートテイカーを要求したにもかかわらず、大学は、別の代替物（講義の録音など）が合理的かつ適切だと決定するかもしれない、ということだ。

　合理的 対 非合理的　　合理的配慮は、障害者にとって、条件を公平にするためのものであることが法律で認められている。AS学生のための合理的配慮は、慎重な計画と話し合いを必要とする。配慮の多くは直接的なもので、機能が制限されている状況とASの本質に対する支援スタッフの理解から生み出される。他方で、非合理的配慮とは、次のような調整を指す。(a)受ける人に不当な優位性を与える、(b)コースの計画や位置づけからくる基本要件・技術基準・必須機能を損なう、(c)提供者に過度の負担を課す、(d)診断された疾患がその機能制限

1）Macurdy, A., & Geetter, E. (2008).

に対応していない[2]。

　たとえば、AS学生が不安をコントロールするために、別室で延長時間をもらい試験を受けることは合理的だ。非合理的な配慮の要求となるのは、すべての試験や授業でその学生に付き添い、学生の回答をすべて正しく言い換えるような補助員を用意することである。1番目の配慮は、条件を公平にして、学生が自分の知識を示すことを可能にする。2番目の要求は、学生に自立を期待する大学教育の範囲を越えている。身体障害者のための個人エイドは別物であって、その人は、ページをめくったり本を手に取ったりするために助けが必要なのだ。AS学生の配慮としては、試験の延長時間、感覚問題のための部屋替え、が挙げられるだろう。

　非合理的な配慮の別の例としては（筆者たちの経験例）、次のようなものがある。学習指導要領で根本的とみなされる必修講座を免除する（たとえば、作文に苦しむ学生にとっての英語講座の要件）、テスト不安を抱く学生に試験の代わりにレポートを許可する、チューターを授業に出席させ勉強のガイドを作らせる、出席要件のあるコースに独学や指示付きオンラインでの学習を許可する、読書課題の冊数や宿題の量を減らす、実習への出席を免除する、試験の無制限回数、宿題・レポート・課外研究課題の無期限猶予、など。

●●●
大学は、講座や学位プログラムの根本を変えてしまうような配慮をする必要はありません

　大学は、講座や学位プログラムの根本を変えてしまうような配慮をする必要はない。大学は法律のもと、課程の本質的な教育水準を決定することが認められている。これらの基本要件が規定されているのであるから[3]、障害学生のために、配慮としてその要件を撤回したり修正することはできない。仮に障害学

---

2) South Eastern Community College v. Davis 訴訟、442 U.S. 397, 423（1979）を参照。この訴訟では、連邦最高裁判所が、大学は、研究プログラムにとって根本的もしくは不可欠と論証しうるプログラム基準を変える必要はない、と裁決した。Macurdy, A., & Geetter, E.（2008）も参照のこと。
3) このような決定の法的な手引き。Wynne v. Tufts Univ. School of Medicine、932 F.2d 19, 26 第1版1991年。Macurdy, A., & Geetter, E.（2008）. も参照。

生が、水準を変えてくれれば自分には利益がある、と言ったとしてもである。すでに述べたように、大学は小中高校とは異なる。大学は、障害の存在を減軽要素として考慮に入れることなしに、根本要件を維持し・遵守する権利を持っているのである。

配慮の基本

　ADA によると、障害学生は、その障害が学業成績に与える影響を和らげるために、非障害学生と「条件を公平にすること」の一環として、配慮を受ける権利を持っている。本質的には、これは、車椅子に乗った人にとっての入りやすい出入口やスロープと同じものである。すなわち、AS 学生にとっての配慮とは、教育環境において、その中でうまくやっていくにはあまりにも社会的すぎる雰囲気に飲まれることなく、よりよく学び、進歩を示すことを可能にしてくれるものを意味する。

　AS 学生は、しばしば、自分の得意でない科目で、学業上の支援を必要とする。たとえば、数学と科学は得意でも、英語と人文科学が弱点である学生は、弱点分野のテストに延長時間を要求することがありうるが、得意な科目では配慮を必要としないかもしれない。

　AS にとって典型的な配慮というものがあるのか？　一人一人の AS 学生は異なっている。したがって、合理的配慮と非合理的配慮を羅列したリストを提供することは不可能だ。私たちは、うまくいく配慮とは、診断と、診断が個々の学生に及ぼす影響と、コースやプログラムの基本要件に対する理解から始まる、と固く信じている。さらに配慮は、その学生に個別化されなくてはならず、診断のみから「処方」されるべきではない。つまり、AS に配慮するのではなく、その学生ならではの独自に個性的な困難に配慮するのである。

理論上は……
・AS における修学上の困難は、統合、実行機能、自己規制の欠如に関係している
・理由を理解すれば、いつ、どのように配慮するのが最善なのかがわかる

上述した、このアウトラインを理由として、望ましい配慮のリストを提案するのは気が進まないが、一般によく知られ、受け入れられているいくつかの一般的な修学上の配慮を紹介しておこう。

一般的な修学上の配慮

〇試験
・延長時間
・気を散らすものを減らす措置
・コンピュータの使用
・質問と回答についての説明（書面または口頭で）
・主要な試験の別室受験
・必要に応じた休憩
・論文式試験への口頭補足
・マークシート式回答用紙の不使用

〇口頭発表［プレゼンテーション］
・ウェブ放送または録画放送によるプレゼンテーション
・教授一人に向かっての発表
・代わりの課題（許される場合）

〇教室で
・教室で予告なく指名をしない（指名されたら、後で返答する）
・感覚刺激物の持ち込み許可
・飲食物の持ち込み許可
・必要に応じた休憩
・ノートテイカー／講義の録音
・ノートを取るためのパソコンの持ち込み

　支援スタッフにとってなじみのない要求でも、検討してみることを勧めている。非合理的な要求をいかに合理的な配慮へと変えることができるか、さまざまな角度から検討してみるということである。たとえば、社交不安障害のため

に、教室でのプレゼンテーションが免除されるよう求めている学生は、大学寮において寛いだ状態のもとウェブ経由でプレゼンテーションを行うことは、許されるだろうか？

アスペルガー症候群の学生のための具体的な配慮

くり返し強調してきたように、AS 学生が成功する配慮の土台となるのは、その学生の機能障害の特質、その学生の学習指導要領の要求、そしてプログラムの要件を理解することだと、私たちは信じている。付録 C のアンケートは、学生のもつ困難・強み・弱みについて集められた情報が、配慮の必要性、さまざまなリソース、内在的・外在的要素、そして現実の配慮計画へと転換されるような構成になっている。

私たちは DS スタッフに非合理的な要求をいかに合理的な配慮へと変えることができるか、検討するよう勧めます

第 2 章で論じた AS の主徴が、社会的（言語を含む）、認知的、行動的の 3 つの領域に及んでいたことを思い出していただきたい。これらのそれぞれが、大学生の学習体験に影響を及ぼす可能性がある。したがって、すべてが配慮の対象となり得る。ここで、それらの配慮の内容を簡単に検討してみよう。

認知上の課題、関係する修学上の領域、そして適切な配慮

AS における認知障害は、参考文献にあるとおり、さまざまに調査されている[4]。ここではそれをごく手短に抽出しよう。この認知障害は多岐にわたる統合機能および調整機能の障害であるため、AS の影響を受けるこの認知領域については、付録 A と付録 B で詳細に論じている。

---

4) Minshew, N. J. (2001).,Russell, J. (1997).,Schopler, E., Mesibov, G. B., & Kunce, L. J. (Eds.). (1998).,Wetherby, A. M., & Prizant, B. M. (Eds.). (2004).

AS学生は、宿題・試験・読書課題の全体像を理解するのが苦手だ。典型的には、文章をまとめることが難しく、長期プロジェクトの管理、タイムマネジメント、計画を立てること、勢いを維持することも同様である。学生の修学上のニーズに関して、支援スタッフは、書くこと、読むこと、まとめること、試験を受けること、整頓することといった、基礎的な教育の場面に配慮することが求められる。これらの領域のいくつかを下記に概観してみよう。

　試験の配慮　　大量の情報を記憶して、要求に応じて吐き出すことが得意なAS学生にとって、多くの場合、試験の「内容」は難しくない。しかし、物理的環境を含めた「形態」は、難題になることがある。ASの学生の中には、視力や視覚認知力が低いという非言語的学習障害の特徴をもつ人がいる（詳細は付録Aを参照）。こうした学生たちは、視覚的探査が遅いため、マークシート方式の試験で解答するのが難しいかもしれない。他には、試験の指示を全部読まなかったり、試験場での追加の指示に耳を傾けない学生がいるかもしれない。さらに他の自閉症スペクトラム学生は、どんな試験設定も台無しにしてしまうような、不安症を抱えているかもしれない。くわえて、論文形式の試験は、系統だった簡潔な作文を要求されるので、それが難しいことがある。

　支援スタッフは、試験設定上で気を散らすものや感覚問題について質問するとよい（付録Cの「アンケート」を使うなど）。そうすることで、それらの要因に向けられるどんな配慮にも準備ができる。教授陣は、過敏な学生から、過度の環境雑音（工事の騒音、機械やエアコンの作動音、時には交通騒音も）を少なくすることを求められるかもしれない。こうした問題に配慮することは、AS学生の試験成績を「非常に悪い」から「良い」に変えるかもしれない。

　試験の一般的な配慮は、この章初めの一覧に示した。試験の合理的配慮の典型例は、時間延長であろう（1.5倍から2倍に延ばすのが一般的。無制限の時間は、ASの不活発性を助長することになりがちなので勧められない）。別室での受験は多くの学生にとって適切で、特に注意力散漫や社交不安のある学生に適している。

> **あまり行われない試験の配慮**
>
> ・感覚刺激用の小物の許可
> ・環境からの刺激を減らすこと
> ・試験会場の移動
> ・代わりの試験形式の提供
> ・代わりに別な宿題を課すこと（非常に慎重に用いられる）

　あまり一般的でない配慮としては、エアコンや暖房の吹き出し口、道路の騒音、明滅する照明など、気を散らす刺激を減らすというものがある。匂いを減らすことが必要な学生もいるかもしれない。試験を受けるときに、こうした感覚問題があるかどうか、学生に尋ねることが重要だ。学生によっては、試験場内に感覚刺激物を持ち込むことを許可される場合がある（第2章と付録Aの、感覚機能障害と統合に関する節を参照）。

　軽々しく提案されるべき配慮ではないが、試験のなかには代替形式が可能なものがあるかもしれない。通常の形式ではうまくいかない場合、そのコースの目標を満たし、その学生がコースの基準に到達していると証明するような代替物があるかどうか、教授とともに検討しなければならないこともある。たとえば、論文を書くよりも、試験後に学生が教授に面会して、口頭で自分の答えを明確化したり、関連事実をリストアップすることによって採点してもらう許可を得る、というのも、私たちが仲介してうまくいった調整の例である。

●●●
論文を書くよりも、試験後に学生が教授に面会して、口頭で自分の答えを明確化したり、関連事実をリストアップすることによって採点してもらう許可を得る、というのも、私たちが仲介してうまくいった調整の例です

　すべての学生は、試験に関する疑問点を明らかにする機会が与えられるべき

である。別室で試験を受ける予定の学生は、質問したい場合にはどうしたらよいのか、退室の許可がもらえるのか、といったことを自分で尋ねなくてはならないことがわかっていないかもしれない。教授たちは一般に、それらを予想していないのである。

　試験中の補助は、通常、試験の公平性や修学上のルールを脅かす性質をもっている。こうした補助は、教授または試験監督者から得なくてはならず、あらかじめ確認しておくべきだということを学生は理解しておかなくてはならない。試験中に補助者やコーチを使うことは、大学教育の目標と両立しない。

　ライティングの配慮　　AS学生の多くは、文章を書くのが得意だが、記述課題で苦しむ学生もいる。この領域の弱さは、実行機能障害や統合・総合の困難と関係している。つまり、学生は、自分の考えをまとまったレポートに整理したり、細部や根拠を積み上げて論旨を証明することに悪戦苦闘するのである。また、言語に基づく混乱によって、盗用問題が生じることもある。

　学生の中には、記述式の試験に苦しむものがいる。一方で、別の学生たちは、長期的な計画と整理が苦手なため、学期末レポートで困難に陥る。また、アイディアを解釈したりまとめたりすることのない、事実だけの文章を長々と書き、創造的で簡潔な文章を書くことが困難な学生もいるだろう。小論文の代わりに、表や概要を提出する学生すらいる。私たちは、こうした作品がレポート課題の代わりになるべきだとは考えないけれど、時によっては、教授にこれをレポート課題の付属物とみなすよう頼んだことがある。AS学生の多くは、作文をまとめる技術を教えるライティングコーチやチューターといった人に直接教わることを必要としている。場合によっては、他のやり方で達成度を測るという特別な配慮が必要になるだろう。

　ノートテイキングの配慮　　講義中、集中力持続が困難だったり、重要な概念を選り分けられないという問題があるため、多くのAS学生には、授業のノートテイカーが必要だ。大勢の他人と長い講義中座っているというだけでも、刺激過剰になりうる。その上、その学生は、環境への過敏性によって混乱して

いるかもしれない。光や音、チョークやホワイトボード用マーカーのような教室内の匂いなどが、ノートを取ることに集中できなくさせてしまう。このような場面では、学生は、注意を保ち、行動を制御することにあまりに多くの精力を費やさなくてはならず、講義から情報を吸収することができないのかもしれない。

●●● ノートテイカーは、少なくとも大学への移行期中は、素晴らしいアイディアかもしれません

　ノートテイカーは、少なくとも大学への移行期中は、素晴らしいアイディアである。と同時に私たちは、ノートテイカーの利用を許可されていても、万一ノートテイカーがいない場合は自分自身でどのようにノートを取るのか、学習支援センターやチューターからトレーニングを受けること、そして、自分の感覚過敏を埋め合わせるために使えるさまざまな方策を見つけ出すこと、を勧めておきたい（「ローテクによる配慮」を参照）。

　明らかにすること　集中と統合の難しさや、融通の利かない処理方式のため、AS 学生の中には、宿題や試験の疑問点、レポートの題目を明確にするのに、教授やチューターの助けが必要な人もいる。学生は、宿題について質問がある時、どこで、どのように、これらの人々（教授やティーチング・アシスタント、またはチューターセンターなど）を利用すべきか、知っておくべきだ。その学生の自立への重要部分として、支援スタッフやチューターは、学生とのシナリオ作成に携わる必要があるかもしれない。たとえば、シラバスに載っている学期末レポートの課題について戸惑っている場合、学生はどうやって教授に助けを求めることができるだろう？

　まとめ上げること　AS 学生は一つだけの視点から物ごとを見がちなため（いわゆる「木を見て森を見ない」）、しばしば、全体をまとめ上げているつながりを見落としてしまう。細部の不統合は、大学生活の多くの局面に影響する危険性をもっている。たとえば、学生は、授業を欠席して悪い成績を取ると、将来

の奨学金、他の授業の受講資格、年次通りの卒業に、予期せぬ影響がありうる、ということがわかっていないかもしれない。誤解しているかもしれない情報を、いちいちあらかじめ予測して対処することは不可能だ。しかし、その学生と働くすべての支援スタッフは、このような誤解が起こり得るし、実際起こるということ、そしてその解決のためには、理解と柔軟性の両方が必要だということを、承知しておく必要がある。

　読むこと　　AS学生はしばしば、早く上手く読めるようになるという特徴がある。しかし、統合と総合における障害の結果、大学での読解には問題が生じるかもしれない。言い換えると、学生は、読んだ一つ一つの言葉はよく理解しても、その細部や個々の節のすべてが、どのようにより大きな絵となるのか、まとめて思い描くことができないことがある。これは、上記で論じた統合の困難と関係しているかもしれない。

●●●
統合と総合における障害の結果、大学での読解には問題が生じるかもしれません

　一度に複数の視点を考慮に入れられない結果として、読解でも苦労することがある。読むことでの配慮には、読むことが必要な試験のための延長時間、膨大な読書を必要とする特定コースにおける提出期限の延期、特定テキストのための電子書籍やオーディオブックのような補助器具の利用が含まれる。読解力の低さが、試験を受けることや小論文を書くことの妨げになっている場合は、最初に、読むことの欠陥に配慮し、その上で、試験や書くことの問題に対処することを勧める。

　実行機能　　実行機能とは、通例、計画を立てること、見通しを立てること、整理すること、情報をまとめ上げること、遅らせること、活動を始めることと結びついた、一連の能力のことをいう（さらなる詳細は付録Aを参照）。実行機能の欠陥は、ASの人たちによく見られる。このような欠陥は、学習に多大な影響を及ぼすが、簡単に和らげられることも多い。たとえば、実行機能障害

をもつ学生は、自分のスケジュールをやりくりするのに苦労することがある。自分のクラスがいつ・どこであるのか忘れたり、シャワーと食事をすませて教室まで歩いていくのに必要な時間を予測せず、授業に遅れたりするかもしれない。あるいは、優先順位付けの困難のために、翌日締め切りのレポートの代わりに、週末締め切りの化学の問題3つに取り組んだりするかもしれない。

実行機能障害それ自体のための配慮はないが、その学生に重要なスキルを教えることや、大学で利用可能なチューターのリソースを通して取り組むことが可能であるし、取り組まれるべきだと、私たちは信じている。学生たちの中には、この領域のいくつかのスキルをどうしても身につけることができず、コースの修得を証明するために、支援スタッフからの支援と教授からの配慮が必要な人もいる。

実行機能に負担がかかる修学上の領域

・シラバスを、その学期の学習戦略に読み換えること
・宿題を、小さなかたまりに分解すること
・アイディアの流れを、系統立てて、管理すること
・試験やレポートの時期によって決まるマルチタスキング
・一学期がかりのプロジェクトやレポートを、いつ・どのように始めたらよいか知ること
・一学期がかりのプロジェクトを管理しつづけること
・短期および長期の作業に、優先順位をつけてタイムマネジメントすること

多くのAS学生が、シラバスを一学期分ごとに分割して学習戦略を立てるなど、タイムマネジメントの問題に苦しむ。彼らの多くは、マルチ・タスクすること、同時に複数の試験勉強をすること、検討中の長期プロジェクトを同時に複数抱えることなど、カリキュラムの要請をうまくやってのけることができない。タスクの始め方や、やる気の保ち方に悩み、「目的から目をそらさない」ために外部からの助けを必要とする学生もいる。

AS学生には、タイムマネジメントの直接指導（スケジュール帳、ホワイトボード、To Doリスト、色付き付箋紙、仮の締め切りなど）を強く勧めたい。これらの道具は、多くの場合、大学のDS室やチューター・サポート・センターで提供してもらえる。しかし、このサービスを提供する外部の専門家を探して、有料サービスを受けなくてはならない場合もある。

社会性の課題、関係する修学上の困難、そして適切な配慮

　ASの大学生の社会性障害には、自己認識や自己感覚の発達の遅れと同様に、社会的知覚、社会的合図の読み取り、社会的言語の中核となる社会的スキルの発達の遅れがある。こうした課題は、修学に必要な機能と明らかに密接な関わりがある。これは、学生が、配慮を求めたり、科目を登録しようとして、教職員・スタッフ・管理者と話し合うことが必要となった場合に、特に問題となる。テキストを執筆した人かもしれない教授に配慮を申し込むのは、新入生にとって、そして上級生にとってはさらに、身がすくむ事態だろう。社会的スキルに障害をもつ学生は、このような人物に適度な敬意と礼儀正しさで接近するためのルールをまったく知らないかもしれない。

●●●
> ASの大学生の社会性障害には、自己認識や自己感覚の発達の遅れと同様に、社会的知覚、社会的合図の読み取り、社会的言語の中核となる社会的スキルの発達の遅れがあります

　スタディグループを作ったり、グループプロジェクトに取り組んだりといった教室内のやりとりでは、ASの学生は（たとえ本人がそのグループの一員になる気があったとしても）グループ内で利用されがちなため、特に注意が必要だ。この問題は、グループプロジェクトの節で扱うことにしたい。

> **修学の分野における社会性の問題**
>
> ・社交不安や対人恐怖症
> ・人前で話すことや教室で質問に答えること
> ・グループで作業すること、実験パートナーやスタディグループを選ぶこと
> ・教授に話しかけること、助けを求めること

社交不安　教育環境では、社交不安がよく認められる。社会に対する苦手意識の強さから、研究グループに参加したり、実験パートナーたちと協働することができない学生がいる。こうした場合、その学生に「生で」発表を求めるのではなく、教室でのプレゼンテーションをあらかじめビデオ録画しておき、それを再生する方法でうまくいくことがある。また、教授が、その公開発表の要件がそのコースにとって不可欠なものかどうか、あるいは、深刻な社交不安をもつ AS 学生のために代替方法を工夫するかどうか、再考に応じてくれるケースもあるだろう。そういう方針でいくならば、教授は、教室内での質問への回答に追加時間を認めるかもしれない（特に、ソクラテス式問答法が厳格に適用されるロースクールにおいて）。

●●●
教授は、教室内での質問への回答に追加時間を認めるかもしれない（特に、ソクラテス式問答法が厳格に適用されるロースクールにおいて）

プレゼンテーション　プレゼンテーションは、AS 学生にとって、整理能力の欠陥や細部をまとめる難しさ、および社交不安のために、困難であることが多い。たとえば、ある学生は、細部をより大きな全体へとまとめることなく、自分の考えを、一覧表の形で発表するかもしれない。他の学生は、目立つ項目を取り出すのではなく、自分が知っている難解な詳細をすべて含めて、とりとめもなく話し続けるかもしれない。特別な関心事について学者ぶってしゃべり、退屈やイライラを示す社会的シグナルを読み取ることが難しい学生たちもいる。

あまりにも不安で、うまくまとまったプロジェクトやレポートでさえ、クラスの前で発表することができない人がいるかもしれない。こうした学生たちは、コースの要求を満たすために、DS 室からと同様、教授からも、何らかの助けが必要なことがある。

グループ作業　　彼らがもつ社会性障害のため、AS の学生は、多くの場合、グループではうまく作業できない。グループ活動と関連する種類の問題としては、完璧主義、交渉能力のなさ、パートナーたちと交流する難しさ、がある。しばしば「変わった人」と呼ばれる AS 学生たちは、会話をどのように始めたらいいのか、プロジェクトやディスカッションに、どうやって自分自身の考えを差し挟めばいいのか、知らないのかもしれない。それゆえに、彼らの多くは傍観者にとどまり、グループメンバーの怒りを買い、教授から低い成績をつけられる可能性がある。

また、しばしば、AS の学生は、自分のする作業はすべてが完璧でなくてはならない、と思い込む。グループの他のメンバーにとっては、そんなことはないのに、である。実際、グループの他のメンバーの中には、完璧な仕事ができない人もいるだろうし、作業よりグループ内の人間により興味を持っている人もいるだろう。しかし、AS 学生にとって、そのような作業倫理はまったく理解できないのである。

この問題については、第 9 章の教職員のところで詳細に論じることにしたい。これらの局面では、学生たちにパートナーを選ばせるよりも、教職員がグループを作るようにする必要性が高い。AS 学生が参加している時はそうではない場合よりも積極的に、教職員がグループ内のやりとりを監視することが求められる。

交渉あるいはギブアンドテイクは、グループでの作業過程の一部である。それはまた、職業上の重要なスキルでもある。すべての専門的職業は、何らかの交渉と、他人との協働を必要とする。この交渉術が、通常、AS 学生では十分開発されておらず、それゆえにグループ作業が難しい。AS 学生は、作業全体を解釈し、他人の強みを理解し、その強みに基づいて課題を割り当て、作業を完成する、ということができない。さらに、実行機能と組織管理の困難が、グループプロジェクトへの貢献を妨げ、社会的スキルの困難が、グループメンバ

ーと共同で事態を解決することを邪魔する。たとえば、この学生は、締め切りを守れなかったことや会合に出席できなかったことを、上手に謝ることができるだろうか？

グループ作業への壁

・不安
・完璧主義
・頑なさ
・社会的スキルとコミュニケーションの低さ
・強制される、あるいは利用されること
・単独活動を好むこと

グループ作業には、仲間たちや教職員とのやりとり、進捗チェック、時間や課題に基づいた再交渉などが必要だ。これらの課題はすべて社会性を必要としており、ほとんどのAS学生にとって難しい。上記の理由すべてから、グループでの共同研究においては、配慮を受けるのが妥当であろう。正規トレーニングの形をとった社会的スキルの直接指導は勧めない。支援スタッフが社会的スキルのトレーニングを受ける必要もない。短い期間しかないことを考えると、配慮としてにせよ、監視が必要であるにせよ、その問題に教職員とともに取り組むことに時間を使った方がよいだろう。一方で、DS室はその学生とともにさまざまな交渉のシナリオを作ったり、リハーサルをしたりする。

行動上の課題、関係する修学上の困難、そして適切な配慮

ASの行動障害は、多くの場合、上記で論じた社会性障害から分離しにくいものだ。それは次のような、柔軟性がなく常同的な行動を含む。たとえば、同じ席に座る（その席が取られていると不安が起きる）、ある質感や色の食べ物を食べる、同じ服を着るなどだが、理由は、それらが心地よく馴染みがあるからである。行動障害はしばしば、移行期や変化期に、段階的に強まる。学生が新しい環境になじめると思えなくなった時である。

●●●
行動障害はしばしば、移行期や変化期に、段階的に強まります。学生が新しい環境になじめる、と思えなくなった時なのです

　このような時期には、新しい行動（あるいは臨床用語でいう「ステレオタイプ：常同行動」）の出現、もしくは、特定の行動の悪化が見られるかもしれない。たとえば、食べ物ではないものを噛む、手を振ったりひらひらさせる、ある状況からの引きこもりや逃避などで、特にストレスを受けたり何かに打ちのめされた時に起こる。

　ほとんどの場合、その行動自体は、学生を落ち着かせるのに役立つので、やめさせたり妨げたりすべきではない（それが学習環境を混乱させたり、本人や他人に危険をもたらさない限り）。極端な行動は、何か煩わしいものが環境の中にあるか、あるいは、学生が何を尋ねられたか、あるいは何を期待されているのか理解していない、ということを意味していることが多い。

　その行動の「引き金」に本人が気づいているかどうかを知るため、その学生と一緒に行動障害の起きた環境に行ってみるのがいい。感覚的な刺激物があるのか？　人が近くに座りすぎているのか？　たとえばクラスの前で発表するなど、打ちのめされるようなことをするよう求められたのか？　こういう介入は、多くの場合、その状況が強まって爆発状態になる前に使われる有効な方法である。

　　ケヴィンは「化学入門」に登録していますが、この授業は、実験科学が必要条件です。彼は、匂いに対して極端に過敏なため、高校時代は、実験を免除されていました。大学のDS室は、彼の過敏さや反応がどれほど極端なものかを知りませんでした。最初の実験授業の間、ケヴィンは、実験テーブルから遠くに座っていたので大丈夫でした。しかし、テーブルが割り振られてみると、ケヴィンが配置されたのは実験講師の近くでした。実験が行われている時、ケヴィンは気分が悪くなり始め、化学薬品とガスバーナーの匂いでパニックに陥りました。彼は自分のリュックサックをつか

むと、教室から逃げ出しました。

　以来、ケヴィンは授業に戻ることを禁じられています。DS室は、彼が実験室に入る時は人工呼吸器かマスクの使用が許されるという支援計画を作るため、実験講師とケヴィンが面会することを提案したのです。

クラスを妨害し混乱させること　　教室でのルールを守らないAS学生の行動について、教授がDSに電話をしてくるのは珍しいことではない。学生たちは、人の話を遮ること、自分の番でないのに話すこと、講師の誤りを指摘すること、教室の外に出て行くこと、教室で飲み食いすること、は通常は許可されない、ということを理解する必要がある。教室で集中を持続するために、スクイーズボールなどの感覚統合グッズを必要とする学生もいる（ローテク配慮の項を参照）。支援スタッフは、その学生は失敬なわけではないと教授に理解してもらうための説明を準備しておかねばならない。AS学生に対する他の学生たちの反応にも監視が必要であろうし、当の学生にも、自分の行動が仲間にどう見られるかを理解させる必要があるだろう。

　教育環境を混乱させることは、教育機関の大多数において行動規範の侵害にあたる。この状況の解決には、配慮だけでなく、教授と学生の間の積極的な協働が必要である。

> **クラス全員にとって教室環境をより耐えやすくするための方策**
>
> 1．教授と支援スタッフから学生に、1時限中2回まで、指名されたら質問や発言をしてよい、と伝えておく。
> 2．各授業の終了後5分間だけ、学生と話をして未解決の質問やコメントを解決させてくれるよう、教授に頼んでおく。
> 3．学生がホワイトボードを使って、授業中、声に出さずにコメントを書き出せるようにし、後でそれを教授と一緒に検討する。
> 4．各授業の最中に一度だけ、学生が立ち上がって退出することを許可する。
> 5．その学生に、周囲を混乱させないような感覚刺激の道具を使うことを許可する。
> 6．AS学生の感覚問題に配慮して、教室を移動する（たとえば、明滅する照明や扇風機などの音が、その学生を興奮させる場合）
> 7．紙やすりのカバーをかけたクリップボードの上に紙を置いて、ペンではなく、細いマーカーを使ってノートをとるよう、学生に提案する（これは感覚フィードバックのため）。
> 8．光が平静を乱す場合は、その学生が教室でサングラスをかけることを許可する。

　これらの方策のいくつかは、非常に簡単なローテクの調整だが、こうした方策について下記でさらに詳しく論じておこう。

ローテクによる配慮

　テクノロジーによる解決策がすべてではない。教室の内外でAS学生を支援する、非常に効果的な「ローテク」の解決策がある。たとえば、教室で、あるいは試験中や面談中、落ち着いていられるように、学生にとってのストレス解消グッズを使うことを認めることもある。ローテクによる配慮の種類はさまざまであるが、学生のニーズと同時に、困難の解消に実効性がある場合に限られる。DSスタッフには、彼ら自身の独創的なアイディアがあるかもしれないし、ローテクによる解決法を作るにあたって、学生との密接な協議が必要かもしれ

ない。私たちは、極端な感覚反応を和らげるため、下記に挙げたものを使ってうまくいった経験がある。

ローテクによる配慮の例

・ゴム製のスクイーズボールと重いゴムバンドで、講義や試験の間、感覚入力を提供する
・長時間の授業の間、机の下の床で、静かなフットマッサージャーを使う
・書くことに不安の高い人に対して、試験に鉛筆で回答し、間違いを消せるようにする
・一綴りの帳面ではなく、紙やすりのカバーをかけたクリップボードと一枚の紙でノートを取り、手に感覚フィードバックを与える
・先細のマーカーで、カバーをかけたクリップボードの上で書き、ボールペンよりも強い刺激を与える
・教室や講堂の不快な光に対処できるよう、サングラスと野球帽を使用させる
・強い圧迫感をもたらす、肌に密着する短い自転車用パンツを着用させる
・感覚入力のために、膝の上に重いリュックサックを置かせる

ハイテクによる配慮

いくつかの問題はテクノロジーをほとんど使わずに解決できるが、他はより精巧な調整を必要とする。コンピュータや他のテクノロジーの進歩は、教育環境および労働環境で働くための、多くの障害者の能力を、大幅に改善した。支援または適応テクノロジーと呼ばれるこれらには、読む・書く・スキャンする・整理する・および／または学生に代わってノートを取るコンピュータなどがある。

支援テクノロジーを用いる解決策は、AS学生の何人かにも（全員ではないが）特に有用である。コンピューターへの音声入力などのテクノロジーによる配慮は不安を和らげ、音声出力は長い読書課題に、携帯型コンピューター（PDA）は組織化作業に役立つことがある。声の高周波数を消去するものも、中周波数

以外のすべてを消去するものもある。

　支援テクノロジーへのアクセスは、「リハビリテーション法」第508条に規定されている。第508条は、「障害者は、電子技術および情報技術にアクセスする権利をもつ（講座のウェブサイトや、図書館のオンラインカタログなど）」と規定している。しかし、これらの機器の中には、学生自身が責任を負うべき個人的な器材であるとみなされ、大学によって提供されないものもある（コンピュータ、計算機、PDA、コンピュータハードウェアの多くなど）。移行期に家族と協働する支援スタッフは、その生徒が支援テクノロジーを使ったことがあるかを尋ね、どんなハードウェア、ソフトウェアを探してみたことがあるかを、具体的に聞くとよい。もし彼らがそれまでこうした機器を使ったことがなければ、ハイテクによる解決法を考慮してみる価値がある。

まとめ：大学で成功してもらうため、アスペルガー症候群による 困難の数々に、私たちはどう対処するか？

　要約すると、AS学生の学究生活に衝撃を与える「大きな」課題は、統合・総合能力の欠陥が至るところに存在するということだろう。彼らは全体像を見過ごし、「木を見て森を見ず」に処理しがちである。いったん混乱すると、不安になったり頑固になったりする。頑固さは、ASの基本的特徴であるが、新しい状況や変化がもたらす不安をうまくやり過ごすという機能も有している[5]。計画すること、移動すること、優先順位をつけること、そして実行管理および調節管理などの局面にも影響がある[6]。結局、人とうまく渡り合うことや他人の立場で考えることが難しいという対人的な場面での欠陥が、大学環境において問題となるのである。

　私たちは経験上、これらさまざまな領域の機能が、教室という環境の内と外

---

5) Rosenn, D. W. (1999).
6) Happe, F., Booth, R., Charlton, R., & Hughes, C. (2006)., Hill, E. L. (2004)., Joseph, R. M., & Tager-Flusberg, H. (2004)., ティアーフェルド・ブラウン＆ウォルフの近刊も、評価のために参照のこと。

で、異なる影響を持ちうることを知っている。要するに、認知・行動・対人／社会性スキルの諸領域における困難が、教室、試験場、大学寮、学生活動のすべてに影響を与える可能性があるのだ。これらの課題を扱うためには、支援スタッフたちが、さまざまな困難とそれが異なる場面にもたらす影響について、体系的な理解を深めることが重要なのである。

●●●
認知・行動・対人／社会性スキルの諸領域における困難が、教室、試験場、大学寮、学生活動のすべてに影響を与える可能性があるのです

　私たちはこれらを、概念化してみた。次の表は、支援スタッフがこれらの課題を概念化するために、ケヴィンの体験をもとに作成したものである。修学活動とは、課題の習得およびクラスの領域で起こる体験であり、それに対して、共用カリキュラムは、寮生活、学生活動、および同種のものを指す（第6章でさらに論じる）。横の列は、配慮や注意を必要とするかもしれない機能の三つの主要領域――認知的・行動的・対人的――に対応している。

　このような表にすることによって、ケヴィンが大学でもっとうまくやれるよう、配慮や他の介入をどのように設計するのが最善か、を明らかにすることができる。この表は、関心領域に合うように調整することもできる（たとえば、修学の領域に関して、より詳細に捉えることができるよう、上記のように一般的ではなく、もっと具体的にするなど）。

　さて、法的な基礎と修学上の配慮については詳しく論じたので、次章では、非修学上の（あるいは共用カリキュラム上の）活動へと移ることにしよう。これは一般に、AS学生にとって重要な課題領域である。

領域	認知的	行動的	対人的
修学上	・処理の遅さ・実行機能の低さ ・作文の問題 ・ノートテイク	・教室でだしぬけにしゃべる ・自分の体を搔く ・遅刻する ・実験室の匂いに文句を言う ・実験室から飛び出していく	・教室で孤立する ・勉強仲間がいない ・グループ発表が難しい
共用カリキュラム上	・寮での自立性が低い ・部屋で勉強できない ・情報が多すぎるとすぐにまいってしまう	・寮や学生活動で困難に遭ったり、圧倒されると、パニックに陥る	・ルームメイトが部屋を散らかすと文句を言う ・部屋の匂いに感覚問題がある ・学生グループや興味ある活動を見つけるのに助けが必要
その他	・教職員に障害情報の開示を望まない ・配慮は受け入れる	・行動指導のためにセラピストについている ・教室内での行動抑制に関して、DSが教授を支援する ・実験室の匂い対策としてマスクを探す	・社交スキルのためのグループを探す ・部屋での衛生問題について両親と話す

第6章

課外活動

　アスペルガー症候群の三主徴が学業に影響を及ぼす、と前章で述べたのと同様、課外活動についても、同じ表を使って概念化することができる。学生のニーズを、認知的・行動的・対人的障害のそれぞれに起因しているものとして解析するわけである。

認知面

　AS 学生が学生寮や大学の中で生活をするとき、統合の欠陥、実行機能、あるいは想像力の乏しさ（詳しくは付録 A を参照）といった認知的な課題が影響する。学生は、部屋を整頓すること、自分の持ち物を把握すること、あるいは、教室のある建物や学生寮から食堂への道を覚えることにすら、困難を抱えるかもしれない。また学生は、学生寮の寮長やアドバイザーによる口頭指示が理解できず、書面による指示が必要かもしれない（避難訓練など）。大学の建物への入場や、食堂での食事の支払いなど、ほとんどの大学が使っている磁気カード読み取りシステムの操作に、支援を必要とするかもしれない。

他の学生たちなら 1、2 度説明されれば理解できる手順であっても、
AS 学生には、何回も説明を繰り返すことが必要かもしれません

他の学生たちなら 1、2 度説明されれば理解できる手順であっても、AS 学生には、何回も説明を繰り返すことが必要かもしれない。AS 学生は、新しい手順について考えすぎてしまい、なぜ、とばかり質問をするかもしれない。こうした質問は、2 歳児の絶え間ない質問にたとえられるかもしれないが、AS 学生がすると天才的ともいえるレベルのものになる。

行動面

　大学体験から最大限のものを得るために、学生たちは、さまざまな学生団体やその大学のコミュニティなど、教室外の活動を勧められる。AS 学生のこの領域での困難は、多くの場合、人を不安にさせ、時には怖がらせるような、奇妙、あるいは普通でない行動という形をとる。自分を楽にするための方法——体を揺り動かす、手をぱたぱた振る、自傷など——は、AS 学生を楽にさせるかもしれないが、時には次に挙げるように他の人たちを非常に気まずくさせる。

　　「ある学生が、ほとんどの科目に合格できそうになかったので、私たちは、問題点を明らかにするため、彼の両親と面談することを決めました。彼が一ヶ月以上どのクラスにも出席していなかった、という事実が明らかになった時、その学生は自分の頭をテーブルに激しく打ちつけ始め、続いて、彼の父親も自分の頭をテーブルに打ちつけ始めたのです。私はその面談をコントロールできなくなったと感じ、どう介入したらいいのかわからなくなりました」

——ある支援スタッフ

　その行動が容認できないものである場合、学生はそう教えてもらわなくてはならないし、大学と将来の職場において、心を静めたりフラストレーションを伝えたりする方法を習得する必要がある。

　　ある時、学生に、「気が動転した時はどうするか」と尋ねたことがあります。彼は、「逃げる」と答えました。詳しく尋ねると、彼はこう明言したのです。「高校卒業間近、運転免許を取って 1 ヶ月ほどの頃、一度そう

いうことがありました。僕は車をバックさせ、それから前進操作をしました。十分スペースがあると思ったんですが、そうではなくて、前に止まっていた車にぶつかってしまったんです。どうすればよいのかわからなくなって、僕はパニックに陥り、車で家に帰りました。家に着いて、起きたことを母に話すと、母は警察に電話して、僕たちは全員、その駐車場に戻りました。僕がぶつけた車はまだそこにありました。警官は、なぜ僕が現場から逃げたのかと聞きました。僕は、「どうすればよいのかわからなくなって怖かったから」と答えました。今もこの学生は言うのです、「ストレスを感じたら、現場から逃げる」と。

——ある支援スタッフ

社会的・対人関係面

社会性の障害は、ASの主要な特徴の一つである。そして、学生寮での生活はすべて社会的交流だといえる。AS学生は、その身繕いの下手さ、積み重ねられた洗濯物、常同行動によって、ルームメイトを遠ざけてしまうことがある。彼らは多くの場合、行動のルールというものを理解しない——非公式な規則も正式な規則も——そのことが、司法上の混乱につながることもある。「隠れたカリキュラム」と呼ばれるのは、私たちが皆、言われなくても知っている「暗黙の了解（ルール）」のことである。私たちは、観察し、真似をし、身につける。でも、AS学生たちが、直接指導されることなしに「隠れたカリキュラム」を学ぶことはない。支援がなければ、友達を探すための人脈や接近手段にも気づかないままなのだ。ケヴィンの様子をちょっとのぞいて、彼がキャンパスでどうしているか見てみよう。

　　ケヴィンは、解決しなくてはならない問題をいくつか抱えています。彼は、どのコースを来学期に取るべきか、あるいは、どうやって専攻を決めたらよいかがわかりません。彼は数学の成績が良くないのですが、チューターを見つけられそうにありません。ワークスタディの奨学金は、仕事を見つけることが必須なのですが、どうすればいいか、どこへ行けばいいのかわかりません。散らかった部屋の中で、薬を見つけることができません。

ルームメイトが薬を盗んだかもしれないと彼は思っていますが、厄介なことになるかもしれない気がするので、届け出るのが怖いのです。大部分の教授たちは、彼への配慮を承諾してくれましたが、一人の教授には拒絶され、ケヴィンはその科目の試験で落第点を取りました。彼はそのことをまだ両親に話していません。話せば彼らが干渉してくるとわかっているからです。

こうしたことすべてが心配で、ケヴィンは胃の調子が悪くなり、一週間ずっと、食事も睡眠もろくにとれませんでした。大学にはあまりに多くのオフィスがあって、ケヴィンは誰と何について話したらいいのかわかりません。カウンセラー、それともDSスタッフ？　教授か、ティーチングアシスタントか、ラボインストラクターか？　あと、会計係って何？　学長って？　こういうことがあまりにも紛らわしいのです。

●●●
社会的スキルを育成すること、そして学業以外の領域でそのスキルを用いることが、大学での困難に対処する鍵となります

最初に彼を紹介した際に説明したように、ケヴィンは典型的なAS学生で、彼がもつさまざまな課題は、大学で経験する全領域に及んでいる。彼は、自分の実行機能にあまりに多くのことが要求されていると感じるため、ある時点で活動停止してしまう。このことの多くは、社会的スキルの欠如が原因である。社会的スキルを育成すること、そして学業以外の領域でそのスキルを用いることが、大学での困難に対処する鍵となる。

非修学上の配慮とは何か？

非修学上の配慮とは、教育環境以外での活動を対象とする。たとえば、住居や食事、そして地域奉仕や学生活動といった領域を意味する。ASの学生は、一人部屋や個室トイレなど、特別に配慮された住居を要求するかもしれない。これらの配慮が必要な学生がいるかもしれないが、すべての学生がこれらを要求するとは思わない。多くのAS学生は、ルームメイトを欲しがるし、そうし

た状況でもうまくやっていける。

　多くの支援スタッフや大学は、学生の修学以外の領域に配慮が必要か、もしそうであれば、その限度はどこにあるのかを知りたいと考えている。われわれは学生が友達を作るのを助けなくてはならないのか？　学生がルームメイトと問題を起こしたときの役割は何か？　クラブに入会するときは？

　私たちは、社会的スキルを教えることそのものはDS室の役割ではない、と断言する（DS室が、訓練された専門スタッフによる社会的スキルに明確に焦点をあてたプログラムを持っているのでない限り）。とはいえ、私たちは、学生の社会的スキル不足によるショックが和らぐよう支援することができるし、そうすべきだと考えている。

課外活動への配慮についてDSスタッフからよく受ける質問

・われわれは、社会的スキルの不足に配慮しなくてはならないのか？　もしそうだとしたら、どのように？
・われわれは、大学教育において、社会的スキルの研修や補助員を提供しなくてはならないのか？
・われわれは、AS学生のために活動やクラブを見つけてあげるべきなのか？
・配慮するのが適当な領域はあるのか？　もしあるとしたら、どの領域なのか？
・誰が配慮に決着をつけるのか？　学生？　DS？　活動の主催者？
・もし、うまくいかなかったら、誰が介入するのか？　DS？　カウンセリングによって？　活動を通じて？

さまざまな学生活動

　社会的スキルの研修を提供したり、AS学生が参加するのに適した活動を探し出したりすることは、DS室の責任ではないものの、彼らには少し指導が必要だろう。授業の外に1つか2つ活動をもつことは、その学生の週間予定の枠

組みをよりしっかりさせ、社会的機会を増やすからである。

　チェスクラブ、ゲーム、アニメなどのクラブは、物静かで好みの似た人たちを引き付ける。ロールプレイゲームグループや映画グループも人気がある。これらの活動は、非常に知的な人たちが楽しいと感じるものだ。AS学生は、アニメは線画が単純で直接的な方法で感情が明らかにされるから楽しい、という。

　課外活動がうまくいくと、学業の面ばかりでなく大学生活全般が快適なものになるが、この点はAS学生も変わらない。少しの誘導と励ましと支援があれば、こうした活動は、対人面でも学業面でもAS学生を伸ばすだろう。

　　ケヴィンは、ロールプレイングクラブに参加するよう説得されました。そのクラブには、化学クラスと修辞学クラスと学生寮で少し知っている学生たちがいます。DSスタッフは、勉強と課外活動のバランスを保つことや、新しい友達を作ることの重要性について話しました。DSスタッフはケヴィンに、その人たちの1人か2人に、ミーティングの前か後に学生会館の中にあるコーヒーショップで練習のために集まろう、と誘ってみてもいいのでは、と提案しました。ケヴィンの答えは、こうでした。「まあ、それはうまくいかないね。僕は（コーヒーでなく）お茶しか飲まないから」。

　これは、ASの学生が、いかに典型的な学生とは異なる考え方をするか、そして、彼らの柔軟性のなさと想像力の乏しさが彼らの社会的スキルにどう影響しているか（もっと言ってしまうと、鈍らされているか）、というわかりやすい例である。

学生活動上のいくつかの問題

・社会的および対人的課題（グループを見つける、参加する、対処する）
・仲間たちとうまくやる、交渉する
・キャンパス外での活動（新しい状況）

推進役はDS室の私たちであるとしても、AS学生と一緒に1回か2回、ミーティングに出席するピア・メンターか学友か学生アルバイトがいると良いと思う。代わりに、学生活動課のディレクターに電話か面談をして（学生の同意を得て）、その学生の対人的な課題について相談するのもいいだろう。大学公認のすべての学生活動には教職員の顧問がいるので、AS学生が活動に慣れていく間、顧問に監督を頼むこともできる。比較的組織のしっかりした活動（政治クラブ、宗教関係、コミュニティサービス）は、大学生活に馴染もうとしているAS学生にとって最初のよいステップになりうる。

ピア・メンタリング

　ピア・メンタリングは、AS学生への支援として、ますます多くの大学で提供されるようになっています。メンターとは、賢く信頼のおけるカウンセラーあるいは教師、と定義されます。メンターは、AS学生のために多くの大学で、よい行いの手本として、教師として、その大学や社会の口頭および暗黙のルールへの案内人として、使われます。AS学生が他のASや同種の課題をもつ学生と知り合える、ソーシャルスキルのグループを提供している大学もあります。他には、週に1度か2度会って一緒にご飯を食べたり、何か社会的なことをする、ソーシャルメンターのいる大学もあります。その学生がメンターを信頼するようになり、メンターとのミーティングを楽しみにするようになった時には、自分で思い切って大学内の対人的な世界に乗り出すかもしれません。これが考えられる最良のシナリオです。

　ひとたび最初の数歩を踏み出したなら、支援スタッフは、カウンセラーかアドバイザーに、ロールプレイやシナリオ（前出）を使って、同級生らとうまくやるための方策を教えてくれるよう依頼する。最後に大事な点だが、新しい課題はしばしばAS学生にとってストレスが大きく、不安や（ひょっとすると）いくつか非定型的な行動——引きこもり、刺激の使用、逃避など——が増加する可能性がある、ということに注意が必要だ。ピア・メンター、学友、カウンセラーは、これらのシナリオのロールプレイをしてみることが必要かもしれない。

デートすること

デートするというのは社会的交流として複雑であり、多くの場合、一般の大学生ですら熟達していない。当然のことながら、これはAS学生にとって最大の難題である。支援スタッフは、この領域で支えの役割を果たす必要はないが、カウンセラーやセラピストや他の専門家にデートのエチケットについて教えてもらうよう勧めることはできる。

●●●
他の分野と同様に、ASの学生には、デートや交流の仕方について、明快な規則と情報が必要です

他の分野と同様、ASの学生には、デートや交流の仕方について、明快な規則と情報が必要だ。これは社会的スキルとして教わることができるので、大学に入学する前に学ぶのが理想である。とはいえ、普通はそうはいかない。AS学生は、発達上、大学入学前はデートするまでの準備ができていないのである。

　著者らがいくらか成功を収めたのは、大学の助手とのロールプレイや、若者たちがやりとりをするテレビ録画の場面を見ることでした。その番組を、音声を消してグループで鑑賞したのです。それからビデオを止めて、グループ（あるいは一人の学生）に、その人物のボディランゲージまたは顔の表情が何を言っているか、を尋ねます。こんなやり方で、デートのエチケット、食事のエチケット、社会的交流の支援ができるのです。

学生のための「2枚のカード」戦略　　言外のデートのルールに苦労する学生たちのために、私たちは9章で論じる「教職員のための2枚のカード戦略」の変形版を提案したい。手短にいうと、DSスタッフと学生は2枚のカードを準備し、ラミネート加工する（長期間もつように）。1枚目のカードに、その学生がデート中にしなくてはならないことを3、4項目リストアップする（ASの人にはふつう、「規則」や「必須事項」がわかりやすい）。

第6章　課外活動

> **1枚目のカード：デート中にしなくてはならないこと**
>
> 1．デートの相手に話しかけなくてはならない
> 2．丁寧で礼儀正しくなくてはならない
> 3．相手が何をしたいか、どこへ行きたいかを尋ねなくてはならない

2枚目のカードには、その学生が「デート中にしてはいけない」ことをいくつかリストアップする。

> **2枚目のカード：デート中にしてはいけないこと**
>
> 1．そうしてもよいか尋ねることなしに、相手に触ったりキスしてはいけない
> 2．自分のしたいことだけをしたり、食事のあと食べ物を顔につけたままでいるなど、失礼をしてはいけない
> 3．自分が家に帰る準備ができたからといって、デートの相手をどこかにひとりで置いてきてはいけない

それらのカードは、個別の出来事について疑問が生じたときはいつでも参照するよう（通常、支援スタッフや他の人たちとのロールプレイを通じて）使われる。カード上の細目は、それぞれの人とその状況に合わせて変更できる。

ASの大学生にとって（多くの一般大学生にとっても）、ガールフレンドやボーイフレンドを持つことは望ましいことであるが、実際のところ、関係を維持するために必要な行動はストレスが大きい。他方、そうではない学生たちにとって、異性とのよい関係は大学でのストレスを癒してくれる。

まとめ

前章で、修学上の配慮の表を利用したように、ケヴィンの課外活動における

課題のいくつかを解決するために、同じシステムを使ってみよう。

　表に示したように、グループ活動におけるケヴィンの課題は、すべての領域にわたっている。これらの課題への統合的なアプローチを実現するには、大学のさまざまなオフィスとの連携を築くことが重要である。

領域	認知的	行動的	対人的
修学上			
課外活動	・想像力や柔軟性に欠ける ・グループ内の仲間とうまくコミュニケーションできない ・会話を牛耳ってしまう	・軽率に口を出す ・匂いに文句を言う（コロンや煙） ・ストレスを感じると手をぱたぱたさせる	・グループ内の他人と友達になろうとしない
その他	・顧問の教職員やグループの学生リーダーに、ミーティングの議事を毎回、提示するよう頼む	・禁煙区域に移動する ・芳香剤をつけないよう人に頼む ・ケヴィンや家族と、刺激を減らす方法について相談する	・活動に同行し、後で、若者を何人かコーヒーに誘ってくれるピア・メンター（ケヴィンとのロールプレイ）

　課外活動への参加は大学を楽しいものにし、友情を築き、学生を大学にとどまらせる。ASの学生にとって、自分と同じ気晴らしを、自分と同じくらい深く、熱心に楽しむ他の学生たちを見つけることは、人生を変えるような素晴らしい経験になるだろう。

第7章

余暇のスケジュールといじめ

授業以外の時間

　どんな学生にとっても難しいことの一つが、週のうち 12 ― 15 時間の授業以外の時間をどのように使うかということである。いつ勉強し、食事をし、眠り、遊ぶかは学生の判断に任されている。実行機能の問題がある AS の学生にとって、これは大学生活を送る上で伸るか反るかのところだ。

　大学生活のこの領域の支援としては、DS スタッフや他のカウンセラーが予定を立てるのを手伝うことができる。一週間の予定表を与え、それを守らせるのが良い支援だ。予定表、壁に掛けられるホワイトボード、コンピュータやスマートフォンのスケジュール機能なども選択肢となる。

　次頁に掲げたような詳細な予定が、授業以外の時間に何をするかを決められない学生には有用である（付録 D）。

```
              日課サンプル

              月曜日
9:00-10:40    歴史
11:00-12:15   数学
12:15         昼食
1:00          歴史の勉強
3:00          数学の勉強
4:30          ジムへ行く
5:30          シャワー
6:00          夕食
7:00          自動車クラブのミーティング
8:30          明日の授業の予習
10:00         コンピュータで遊ぶ
11:30         就寝
```

いじめ

　AS学生の多くは服装や、行動、話しぶりが同級生とは異なる。そして彼らは、自分の力を誇示しようとするような人から感情的に言葉で攻撃を受けることがある。このような行動を見つけた時には止めなくてはならない。いじめに対する介入と制裁は、即座に行う必要がある。

　AS学生にとってのいじめ被害は、大学を辞める、ひどい鬱状態に陥る、といった可能性につながるので、丁寧に取り扱う必要がある。DS室はこのようなことが起こらないよう、関係部署との間で対策と対応について話し合っておくべきである。

　支援スタッフやカウンセラーはAS学生の生活全体に目配りをし、毎回の面接の際にはルーティンとして、からかわれたり、プレッシャーをかけられたりという否定的な経験がないかを軽く尋ねる。こうした出来事を報告しても構わないことを伝えて、彼らを安心させておくことが大事だ。

第8章

司法と関係する問題

学内での問題行動と治安

　障害があることは、決して不適切な行動の言い訳にはならない。行動規範の最初には、「たとえどのような診断や障害が学生にあっても」と記載されている。ASの学生はルールやガイドラインがあると安心するので、入学前に大学の規則や修学上のルールについて学んでおくことが有用だ。これはAS移行カウンセラー、大学のカウンセラー、あるいはAS学生の移行専門のスタッフが行うことができる。

　もしAS学生の学内での行動が、問題だとみなされるレベルになってきた場合は、大学によっては治安部門（Public Safety）に最初に報告がいく。このことからもセキュリティのスタッフはASの典型的な症状についての研修を受けて学んでおくことが重要だ。このような研修を受けずにAS学生から聞き取りをしようとすると、一層行動がエスカレートすることがある。たとえばセキュリティの人に体を触られたために暴言をはき、最初の違反よりももっと大きな問題を引き起こしてしまう学生もいる。

　ASと大学の治安についての経験と知識をもったトレーナーが、これに特化したテーマで参加者に話していくとよい。以下に議題のサンプルを示す。

> **大学の治安のための研修**
>
> (この内容で 10 — 15 分ほど、学生事務スタッフの大きな研修の一部として)
>
> ・AS についての説明
> ・担当官が大学で出会うかもしれない行動の例
> ・AS 学生の対処法(たとえば、専門家としてどうしても必要な時以外、学生をつかまない、怒鳴らず落ち着いて話す)
> ・起こった出来事を DS 室に連絡することの勧め
> ・以下のような治安・警備部門が関わったいくつかの例を話して終わる

　ケヴィンは、静かで誰も邪魔しないコンピューターラボで勉強をするのが好きでした。寮の部屋が好きではないので、閉まるまでこのラボのある図書館にいました。ケヴィンは図書館が閉館する前のアナウンスを聞いていません。閉館の 5 分、15 分、30 分前の 3 回、アナウンスが行われます。毎晩、図書館のスタッフはケヴィンに「コンピューターラボを閉めるので出てください」と声をかけます。彼らは、ケヴィンがコンピューターを閉じて、持ち物を集めて図書館を出る間、待っています。この学生のせいで図書館を閉めるのがいつも 15 分遅れるとスタッフが管理者に苦情を言いました。管理者は、学生を時間通りにコンピューターラボから退室させるため、次回は警備担当を呼ぶよう申し付けました。

　翌日の晩、ケヴィンがまだラボにいるときに警備の人が呼ばれました。警備の人はケヴィンのところに近寄り、やさしく手をケヴィンの肩におき、「どうして案内に反応しないのですか」と尋ねました。感覚の問題で、ケヴィンは触られたことがとても疎ましく、びっくりして飛び上がり、肩の感覚を取り除こうと腕を振り払いました。その時にうっかり警備の人をたたいてしまい、その時点で警備の人がケヴィンを床の上に押さえつけ、もうひとり応援を呼び、ケヴィンを大学内の警備室に連れて行きました。

　この、すこぶる不穏な出来事は、図書館とセキュリティスタッフへの事前の研修によって避けることができたはずなのである。

危険な行動　　自傷行動は、機能が低い人により顕著だが、自閉症スペクトラム障害においてよく報告される行動である。暴力的で攻撃的な AS の行動が、殺人（2005 年シュワルツ-ワッツのレビュー参照）[1]を含めていくつかの研究に掲載されているが、大学においては一般的ではない。

攻撃的な行動は、感覚の防御として、また混乱したり、いじめられたりした時の反応としてみられるかもしれない[2]。このような行動は決まった日常が中断された時や、特にストレスにさらされた時に起こる。AS のメルトダウン（パニック）は、周囲の人にはあまりにも衝撃的なので、彼を落ち着かせようと冷静に反応することが一時的にできなくなることがある。大学のセキュリティ、学生寮のスタッフ、そして医療メンバーはこのような行動の発現（目や耳をふさいだり、走り出したり、叫んだり、触られたら振りほどくなど）に慣れているので、学生とコミュニティの安全を保つことができるはずである。こうした研修は、知識と経験のあるトレーナーが行うべきである。

大学の治安に関係しうること

・行動規範
・ストーカー行為
・個人の安全
・緊急時の行動（火災時、他）

特別に興味のある分野が「武器」であって、周囲にかなりの警戒心を生み出す可能性がある場合がある[3]。ストーカー行為は、常識的な行動が理解できないこのグループのよく知られた行動だ[4]。自閉症スペクトラムの人を扱うための警察官に向けた情報もある[5]。支援スタッフはこうした情報に精通し、大学の警備や司法事務の職員に情報提供をしなければならない。例えば、AS の人

---

1) Schwartz-Watts, D. M.（2005）.
2) Schwartz-Watts, D. M.（2005）.
3) Schwartz-Watts, D. M.（2005）.
4) Stokes, M., Nauton, N., & Kaur, A.（2007）.
5) www.policeandautism.cjb.net,www.autismriskmanagement.com）

を触ったり、怒鳴ったり、抑え込む行為は感覚的な防御反応を呼び起こし、たたいたり逃げたりすることがある[6]。私たちは支援スタッフらに、学生に触ることは（励ますタッチや短いハグのような一見良いと思われる身振りですら）、本人の許可なしではしないよう、警告している。

●●●
私たちは、AS学生に触ることは（励ますタッチや短いハグのような一見良いと思われる身振りですら）、本人の許可なしではしないよう、警告しています

　障害のある者による法律違反を大目に見ることをしない一方で、私たちは、自閉症スペクトラムの学生が自分の罪を理解しておらず、それゆえ司法プロセスに適切に反応していない可能性があることを、支援スタッフと司法事務スタッフに気づいてもらうようにしている。いくつかの素晴らしい論文[7]は、権利を理解しているかどうか確かめることの重要性を指摘し、通常の反応をしないこと（たとえば異常なコミュニケーション、固い表情、遅い反応時間、不適切な反応や異常な行動）などは、罪の意識や反省の無さ、無関心と捉えるべきではない、と強調している。

　感情と精神的な問題　ASに精神科の診断が併存していることは珍しくない。特に強迫性障害、社会恐怖症、パニック障害、などの不安障害と鬱病が一般的である。ASの人は簡単にパニックを起こすし、不満への許容度も低い。さらに精神病質、うつ病、自殺企図などが、このグループの特に思春期、青年期によく報告される[8]。このような診断を受けている場合は、たとえDSスタッフがカウンセラーやセラピストとしての教育を受けていたとしても、学内のカウンセリング室に紹介するべきだと考えている。DS室が精神科領域の問題に対応するのは、大変危険である。

---

6) Debbaudt, D., & Rothman, D. (2001, April).
7) Debbaudt, D. (2006)., Doyle, B. T. (2004).
8) Tantam, D. (2000).

DS室は、AS学生に関連したすべての医療・精神科の情報を持っているべきである。付録Cにあるフォームを使ってこれらの情報を集める。臨床的・診断的な情報は学生の同意なしには大学の誰とも共有されないこと、たとえASの存在を教授や他の人が「知るべき」となったとしても、精神科の疾患については開示されないことを伝える。家族にはまた、この情報が学業ファイルに入らないこと、卒業後も非開示とされることを知っておいてもらう。ほとんどの家族は、大学生活への適応を支援するためにこうした情報が必要であることを理解すると、精神科の情報を進んで開示してくれる。これらの学生は大学の内外で適切な臨床家と繋がっている必要がある。

　危機管理　　AS学生に対する危機管理には、授業に出ない、自室から出ない、大暴れなどが含まれるだろう。学生が危機状態にあるとき、理想的には本人、或いは他のスタッフや教職員からDSスタッフが連絡を受ける。大学内外のカウンセラーとの間に信頼関係ができていると、このような時に大変助けになる。

　危機から救うものは何か、を判断することが重要で、それが学生を支え、危機が繰り返されないための鍵となる。背景となる情報を両親が提供してくれて学生の行動の意味が理解できるかもしれない。自宅で長い週末を過ごして休息をとることが有効なときもあるが、学生の状態が落ち着くまで休学が必要とされる場合もあるだろう。

　付録Cにある「ストレス温度計と20の質問からなるストレステスト」は、学生が過去にどのようにストレスに対処したかを明らかにする。学生と家族との直接インタビューでこれを補助的に使うとよいだろう。このようなツールは、強いストレスを感じた時にどのような行動や動きを取るのかを見極めるのに役立つ（注：標準化されてはいない）。

> **ストレス・マネージメント**
>
> ・ストレスになる可能性のある状況を見つける
> ・何が危機を静めるかを見極める
> ・どのようにストレスが貯まるかを見出す（どのような行動が出てくる？）
> ・心を落ち着かせる方法を見出す
> ・過去の医療で用いられた薬を知る

ストレス・マネージメント　私たちの経験から言うと、ストレスや不安にとても影響される AS の学生は、大学の最初からカウンセリング支援を継続的に受ける必要があると思う。鬱的になりやすく不安がかなり高い学生に必要なのは、早めに治療を受けること、セラピーの頻度を上げること、そして多くのケースでの投薬だ。ひどい鬱や不安の状態から自分自身で何とか治していこうとする学生は普通、学業で（あるいは社会生活の面で）追いつくことができず、次学期に進めない。しばしば彼らは、学校を続けよう、大学にいようとしてさらに重い鬱病になったり、高いレベルの不安障害になったりする。

●●●
ストレスや不安にとても影響を受ける AS の学生は、大学の最初からカウンセリング支援を継続的に受ける必要があります

　標準的なストレス管理術は、AS の学生にとってもよい効果がある。その第 1 は運動である。ストレスを減らすといわれる運動は、不安や鬱と戦う化学物質を増やすだけではなく、免疫系を強めてくれる。運動は勉強にとっての素晴らしい休憩にもなるので AS 学生の日課に規則的に組み込まれるとよいだろう。
　社交的な活動もまた、ストレス管理に有効である。大学では食事をとることでさえ社交になる。AS 学生は社交が苦手だけれど、それでも交友したい気持ちはある。勉強の合間に休憩をとり、社交に対する不安を減らすことは、ストレスを減らす素晴らしい方法だといえる。

> **ストレス発散方法**
>
> ・定期的な運動
> ・級友、友人、家族との外出
> ・健康的な食事と睡眠の維持
> ・毎日のリラックスタイムと勉強時間の間の休憩（日課を参照）
> ・時間を設定したテレビ、映画やビデオゲーム（終わりの時間にアラームを鳴らす）
> ・ヨガや瞑想（グループ活動としても良い）
> ・音楽を聴く

投薬　ASの症状に合うひとつの薬というものは存在しない。多くのAS学生は不安、うつ病、強迫性障害、ADD（注意欠如障害）、ADHD（注意欠如・多動性障害）などの診断に基づく投薬を受けている。学生は大学所在地域の医療者と連絡を取って医師に病歴を理解してもらい、薬を処方してもらわなくてはならない。これは特に緊急時に大変重要である（たとえばトイレで間違って薬を全部、流してしまった時など）。学生は、薬を処方してもらう方法を自分の責任として知っていなくてはならない。

第9章

教職員のこと

　この章では教職員が直接、対処することになる問題と、学生の生活にとって重要な人々と連携をするための提案や戦略について述べる。

　ASの学生が出会うクラスや修学上の問題は、学生と教授（そして時にはほんの少しのDS室の助け）によって解決されるのが一番良いと思われる。このために私たちは教職員のための研修を続けることと、教職員とDSスタッフの息の合った強い関係を作り上げていくことを勧めている。ここでは、この連携を強める要素について取り上げておきたい。

教職員と管理者との協働

　大学内の変化を生み出すためには、教職員と修学上の管理者（たとえば、部門長、学部長、学長など）を巻き込むことが早急に求められる。彼らは学業生活のすべての領域でAS学生と関わりがある。上級管理者のサポートはAS学生のニーズを満たすために教職員とやり取りをするときに欠かせない。またこの急増している学生たちのために、忙しい時間を割いてくれるよう教職員にお願いをする上でも必要だ。上級管理者層がAS支援に取り組もうとしていることを感じ取ると、教職員は自分の行動を変えるべきだと察知するものである（必要に応じて）。

> **教職員に行きつくための指針**
>
> ・何か学生との問題が起きたときなど、必要に迫られた「教え時（teachable moments）」を利用する
> ・文書や必要な情報を渡す時に、助けになるような参考資料を作る（付録F参照）
> ・部門長や学部長など上級管理者からのサポートを得る

　教職員こそ、「配慮」を考え出したり、それまで変に見えたり失礼に感じたりした学生の行動を理解することが求められている、ということを覚えておいていただきたい。次にあげるように、問題行動に対する教職員側の誤解は、何かのきっかけで「腑に落ちた」時に解決する。まずはケヴィンを見てみよう。

>　　ケヴィンは数学の教授との間に問題を抱えています。教授は授業中にケヴィンが机につっぷして寝ているように見えると不満を言います。またケヴィンはノートも取らず質問もしません。
>　　教授はケヴィンに部屋に会いに来るようにいい、毎回そのことを言うと、ケヴィンが「おうむ返し」に繰り返すのを不快に感じています。また教授はケヴィンの訳のわからない常同行動を変だと感じ、彼が失礼で気味の悪い学生だと思っています。ケヴィンがクラスをやめてくれることを願い、学部長に話しにいきました。学部長がどう解決したらよいかDS室に連絡を取って来ました。

　明らかに何らかの介入が必要で、そうしないとケヴィンのような学生はコースから事務的に外されてしまう（あるいはもっと悪いことも起こる）。このような場合、支援スタッフが学生と会って何が起こっているのかを確かめる必要がある。いったん何が起こっているかがわかれば、支援スタッフが教職員と会い、ケヴィンの行動とその理由を説明することができる。またケヴィンの行動のレベルを下げるための計画が立てられる。
　いったん、学生が机に突っ伏すのは眠いからでも失礼だからでもなく、感覚刺激の過多を取り除いているのだ、ということが理解できると、教室でのこの

行動	可能性のある理由	教職員の理解
教授の言ったことの真似や暗唱	情報を取り込むために必要な時間あるいは繰り返し	話し手を軽んじている
たくさんしゃべる	埋め合わせ	機能の過大評価
変な話し方をする	語用論の障害	不適切で失礼
表情やトーンに反応しない	非言語シグナルを処理するのが難しい	ミーティングや宿題での勘違い
先生を認知しない	顔の認知に欠陥がある	よそよそしい、失礼
合図で話題を変えることをしない	自動的には理解できない	自己陶酔、興味がない
机につっぷす	感覚刺激過多	失礼、授業中に寝ている

ような行動がもっと受け入れられるはずだ。さらには、一人のAS学生が適切に理解されることによって、多くの教授たちが同様の問題をもつ学生を理解するようになる。

　私たちは多くの教授から、ASの学生を知ることで自分の家族のことがよくわかるようになった、と打ち明けられます（研究機関でのASの発現は一般社会よりも高いという研究がいくつもある）。そのようにして、すべての障害をもつ学生たちのために教職員は教育（感化）されていくのです。

教授への開示

　多くの場合、障害があってもそのことを教職員に開示する必要はない。すでに説明した通り、法律上はそのような規定がない。しかしながら、AS学生が教室で苦労し、通常と違う配慮を必要としているときは、学生の抱える困難を教職員が理解することが重要である。

　多くのAS学生には、障害のことを教授に開示するという考えがしっくりこない。青年はグループと同じだと見られたいものだし、あえて自分が「違う」

または「損傷がある」とされて別扱いを受ける目に遭いたくないことは誰にでもわかる。クラスでの行動や会話が、他の学生が想定できる範囲内であるならば、教職員に言う必要はないと私たちも考えている。言い換えると、もし学生が想定内の行動をし、勉強もし、軽い症状しかないならば、詳細を教授に開示する必要はないだろう。

●●● 多くの学生には、障害のことを教授に開示するという考えがしっくりきません

しかしそうでない場合は、教職員に開示することを強く勧めている。これは学生が変な行動や、訳のわからない常同行動をとるとき、過去に教室で問題があったとき（講義を妨げるなど）、あるいは特別な配慮を必要としていて教授がそのためのアドバイスを必要としているとき、などでは特に必要だ。また教授が、他のクラスでの問題等についての不正確な噂をもとに何らかの結論を出してしまわないためにも、学生が正確な情報を教授に開示する方がよい結果につながる。

教職員への開示の仕方　すでに述べた通り、障害の開示には「情報開示同意書」（付録E）への署名が必要となる。時にはDS室、教職員と学生が開示について念入りに話し合う必要があるだろう。学生が教授への開示に同意した時、私たちは電話と手紙の両方と、さらに面談すること、参考資料（付録E参照）を渡すこと、を勧めている。学生について予想される問題（起こりうるものとして）を書いたものを用意するとよいが、そういう手紙のサンプルを付録Fに載せている。学生の中には、自分で障害についての手紙を書いて教職員に渡すことができる学生もいるが、それは稀だ。

学生に手紙を持参させると話が早く進み、うまく行くことが多い。ただ、ほとんどの学生には、教授にASの症状について話すための台本を用意し、リハーサルと練習をする必要がある。またメンターやDSスタッフが必要に応じて同行するのは認められるべきだろう（第3章の「足場かけ」はこの手紙を持っ

ていく準備として役立つ）。

教職員への開示の良い点・悪い点　教職員への開示の良い点は、クラスに適応するのを助けてもらえるということだ。教職員と学生との間に関係が築けると、サポートされ理解されていると学生は感じる。このような関係はのちにメンターシップの機会になり得るし、仕事やインターンシップへと繋がるかもしれない。私たちはこうした縁で教授のリサーチラボに仕事を得た学生を知っている。

　開示はまた教職員が、AS学生の変わった行動や訳のわからない常同行動を理解することにつながる。たとえば、蛍光灯がチカチカしているのに対処する方策として机に頭を載せている学生は、教授から見ると寝ていると思われるだろう。学生の感覚の敏感さを知れば、教授は行動の意味を正しく理解することができる。同様に、教授を毎回悩ませる授業妨害の場合でも、学生と教授の間で取り決め書を作るなどの対応が必要だ。これは教授がこうした問題を理解していないことにはうまくいかない。

　　　　ケヴィンは自分の障害を教授に知らせることに同意しました。DSスタッフと協力して手紙を用意し、それを渡すために、面接の予約を依頼するメールを送りました。どのようにミーティングが進んだかによって筋を変える台本も用意しました。
　　　　教授とのミーティングはかなりうまくいき、教授も今はケヴィンが机に突っ伏していても失礼だとは思わなくなりました。しかし一点だけ教授が認められないのは、ケヴィンが講義の途中で、挑戦的な敬意のない態度で邪魔をしてくることです。そこで、授業中にケヴィンがメモに教授への質問を書き、授業の後10分間、教授が質問に答える時間をもつことを決めました。

　修学上の配慮を得るには、教授が障害の概要を理解している方がうまくいく。しかし、学生が配慮を得るために自分の診断を開示することを命じる法律はない。私たちは最低でも教授が学生の機能の問題のいくつかに気づいてもらうことを勧めている。たとえば「私にはディスグラフィア（学習障害）があるので

試験時間の延長を受けたい」と障害名を出す代わりに、「私は書くのが遅いので延長時間とコンピュータの使用を許可してほしい」ということができる。

ネガティブな側面としては、よくわかっていない、繊細さに欠ける教員がASの学生にクラスをやめるよう働きかけることがある。そうした教員は障害のある学生を抱えることの負担の大きさを恐れている。学生が重い精神疾患、たとえば統合失調症などを開示した時にこの問題に遭うことがある。多くの場合、このような教員の行動は明らかな法律違反だが、AS学生は自分のセルフ・アドボカシー（権利擁護）に立ち上がることができず、犠牲者になってしまう。

私たちは、教授が偏見と不安によって行動していると思われる時は、DSスタッフが介入することを勧めている。もし学生が破壊的な行動を取り、対処が難しいことが明白ならば、学生はクラスにふさわしくないことになるだろう。しかし、その場合は、理由が学生の行動にあって教授の側の不安によるものではないということが証明されなければならない。

次の手紙は、不満をもった教員が自分のクラスの破壊的行動をとる学生について書いた手紙の例である。

学部長殿

私は学生のことでこの手紙を書いています。私のシラバスに「診断のある障害者は私に連絡をするように」と書いたため、ケヴィンが必要な配慮を記した手紙を持ってきました。彼はDS室の支援を受けており、アスペルガー症候群とよばれる障害の症状をまとめたものを持ってきました。ケヴィンは、学業上はうまくいっています。しかし行動に問題があり、私は助けとアドバイスをいただきたいと思っています。

学期を通じて私とケヴィンは、「山あり谷あり」を次々と経験してきました。彼の行動は予測がつきません。とてもリラックスして敬意をもって授業に参加し、級友や私に適切に接してくることもあります。一方で、不穏な状態で暴言を吐き、大声で叫び、乱暴な言葉を使い、授業のあとに要求と文句を言い募ることがあります。私はこれらについて、学期を通して記録し、DS室に知らせましたが、行動は悪くなっています。他の学生か

らの苦情も受け取っています。
　　私は学生担当部長と司法部長にこの手紙のコピーを送りました。次の段階としてできることについてアドバイスをいただけたら幸いです。

　このような場合は、AS 学生が他の学生の学ぶ権利を侵害しているとして、正式な事情聴取が行われるかもしれない。迷惑を受けた側は簡単には納得せず、少しの制裁では収まらず、学生がクラスから排除される可能性もある。こうした場合には学生課の担当者か DS 室が仲裁役として入り、教授が学生をもっと理解するようにアドバイスし、学生には破壊的な行動を抑えるように努力することを誓約させる。両親も必要に応じて呼ばれる。

　教授が、AS 学生は授業についてこれるはずがないと考え、成績を不当に低くすることもある。また教授が、いくつかの配慮（ノートテーキング、音声つきのコンピュータ、試験の答えの単純化）などは AS 学生に不当に利益を与えているとして学生の成績を厳しくつけたり、逆に寛大につけたりすることがある。

●●●
AS の学生は、クラスの他の学生と同じように評価されるべきであること、配慮（それがたとえ一般的でないものであっても）は、学科の基本要件を変えるようなものではないこと、をあらかじめ教授に示しておくことが大切です

　AS の学生は、クラスの他の学生と同じように評価されるべきであることや、配慮（それがたとえ一般的でないものであっても）は、学科の基本要件を変えるようなものではないこと、をあらかじめ教授に示しておくことが重要である。このような話し合いは、教授が学生を否定的に見る前の学期初めに、これまで述べてきたような形でなされなくてはならない。

　もし学生が自分の状況を開示したくないならば、教職員に抽象的な情報を与え、察知してもらうということもできる。付録 F にある参考資料を最初の一歩として渡しておくのがよい方法だ。もし教授が学生について聞きたいことがあれば DS 室に連絡してもらう。そうすれば、もし教室で何か問題があったときは DS 室に支援を頼めばよい、と心構えができる。DS 室は学生の障害の詳細

を漏らすことはできないが、情報や支援を提供することはできる。

教職員に届く、「教え時」

　教職員に時間を割いてもらうことはたいへん難しい。教職員とミーティングを持とうとしたり、教職員に読んでもらいたい記事や参考資料を送ると、憤慨されるかもしれない。教授の中には「配慮」をアレンジするのを手伝ってください、と頼まれるだけで気が重くなる人もいる。

　前に述べたように、部門長、学部長、学長や大学のプレジデントなどの上級管理職からサポートを得る必要がある。もし大学として障害学生への支援に取り組むならば、こうした上級職の人たちからの折に触れての言葉が、教職員がなすべきことを明確にするのに必要だろう。

　教職員に届く様々な方策を検討することが大事だ。ウエブサイトの「よくある質問」のところを使ったり、教職員やスタッフのニュースレター、ブログ、ジャーナルクラブを使って大学としての情報を流す。DS室から学部長に「売り込み」の電話をした結果、それが様々な教職員グループに伝わり、部門ミーティングや新しい教職員のオリエンテーションでこうした支援を紹介してもらうことに繋がる場合もある。時間に気を使いながらも、直接の電話やコーヒー時間のミーティングなどはうまくいくことが多い。一人の学生の問題を教職員と話すことも、またもっと一般的なASの話をすることもできる。しばしば教職員は他のASの人を知っている（同僚の教職員だったり、自分の子どもや孫だったり、近所の人だったり）と教えてくれることもある。こうしたことが、AS学生のメンターとなるのに興味をもってくれるきっかけになる。

●●●
教授が、一般的な状況と（学生が同意すれば）特定学生についての情報を受け取り、関係者たちと権威的でないやり方で協力しあうことによって、ASの学生の調整、配慮そして支援はうまくいきます

　私たちの経験からいうと、教授が一般的な状況と（学生が同意すれば）特定

学生についての情報を受け取り、関係者たちと権威的でないやり方で協力しあうことによって、ASの学生の調整、配慮そして支援はうまくいく。多くの場合、教授に特別な配慮（グループ活動や実験の状況を見てもらったり、クラスの中で席を立ってもいい時間を取ってもらったり）を依頼しているのだ、ということをよく自覚しておく必要がある。

支援スタッフは、教授にとっては異常で、破壊的ですらある学生の行動を理解してくれるように頼んでいる、ということの重みもわかっていないといけない。教授こそがクラスにおける究極の権威なのであり、DS室は学生が教授の指導に従えるように支援したいということ（それは命令でも何でもない）を伝えて、教授に理解を求めなくてはならない。

教職員に向かって、彼らが決められた通りにしないのは大学の方針、さらには法律違反だと主張することは可能だ。しかし、明らかにこれは間違ったやり方である。同僚として尊重されていると感じ、クラスの運営について「命令された」と感じることさえなければ、教授はAS学生に効果的に関わってくれる。

多くのDS支援スタッフは大学のクラスで教えた経験がなく、大学で教えることの難しさが理解できていない。ある特定の教授がDS室との協働にあまりにも強く抵抗する場合は、事情のわかる部門長や学部長と話し合いを持ってもらうことも、時には必要かもしれない。

●●● 多くのDSスタッフは大学のクラスで教えた経験がなく、大学で教えることの難しさが理解できていません

「教え時」という概念は、特に学生との問題に直面している教員に働きかける時に有用だ。次のような教授はイライラしたり抵抗を示したりするものの、助けやアドバイスを必要としている。たとえば学生が頻繁に教授を邪魔することが神経に触り、教授が学生をクラスから放り出すのもやむを得ない気持ちになっているときなどである。教授に同情し、そうした学生をクラスにもつこと

の難しさに共感することで、障害や AS 学生についての情報を提供するための扉が開き、問題行動をうまく扱うためのアドバイスが可能になる。学生に怒りを向けるよりも、サポートを受ければよいと感じてもらえれば、おそらく良い結果が得られるだろう。

コース（課程）での必要条件

　教職員は、大学生が洗練された知識と聡明さをもっていることを期待している。加えて各コースには核となる基本的な要件がある。シラバスには課題の締め切りやカリキュラムの要求水準、コースと教授についてのプロフィールなどが書かれている。学生はシラバスを使って他の学生と話し、コースや教授が自分に合ったものかどうかを見極める。

　AS の学生にはこれが難しい。だから支援スタッフかメンターの指導が必須である。コースの要件を変えることはできない。しかしながら、「配慮」によって、コースの基本要件を残しつつ学生の修学条件を他の学生と公平なラインまで引き上げることができる。

大学のコースが要求する典型的な基準

- 柔軟な問題解決
- 統合的、分類的な思考
- 論理的な思考
- 論理の使用
- 抽象的な思考
- 推論の使用
- 洞察力
- 代替の解決法

　教職員はしばしば、配慮というものは、調整を受ける学生への期待値を変更するものだと考えがちだ。すでに配慮に関する章で述べた通り、これは間違いである。配慮は課題、試験、成績システム、ペナルティなどのコースの基本的

な要件を一切変えるものではないということを、あらゆる努力を払って教職員に理解してもらう必要がある。

●●●
「配慮」は、課題、試験、成績システム、ペナルティなどのコースの基本要件を一切変えるものではないということを、あらゆる努力を払って教員に理解してもらう必要があります

以下に述べる配慮のいくつかはほとんどの教授には見慣れたものだが、一方であまり見たことがないものがあるかもしれない。学期の最初に、見慣れない配慮ならそれをまず学生に示し、次に教授にこの配慮の意図と学生にとっての恩恵を理解してもらうようにする(例えば、サンドペーパーを筆記具として使うことで感覚刺激が落ち着く、ワープロを使うことで論文がうまく構成されるなど)

一般的な試験の配慮

・試験のかわりに論文（あまり使われない）
・試験中に休憩を入れる
・集中を妨げるものがない試験場所
・時間の延長
・コンピュータの使用（できれば音声入力）
・マークシート式でないもの
・感覚の調整ができるもの（もし必要ならば）
・テスト用紙の下にサンドペーパーを敷く

グループプロジェクト　　グループ活動は多くのクラスや実験で一般的に行われる。ASの学生はすでに述べたようにグループワークが苦手なことが多い。しかしこうした活動がコースやプログラムの中核部分を占めていて、変更するのが難しいことがよくある。教員こそがクラスでのグループプロジェクトの必要性を評価できる立場にあるので、学生やDSが教員としっかり話し合うことなしに配慮を依頼してはならない。DSの担当者（あるいはカウンセリングセ

ンターの担当者）が教員のリソースとなるべきであろう。

　グループ活動が苦手な AS の学生のために、私たちは教職員とミーティングをもち、教員がグループプロジェクトの様子に注意深く関わるか、AS 学生がグループのメンバーや実験のパートナーを自分で選べるようにすることを勧めている。ミーティングの前に AS の学生は開示の同意書にサインをしなければならない。仮に学生が障害の開示に同意しないとしても、社交スキルに問題があるということをグループにシェアすることは納得するはずだ。たとえば AS の学生が出席できているかを毎回、確かめたり、ティーチングアシスタントや教職員も加わった全体のミーティングを開いて、課題や分担の進行状況を確認してもらうなど、有用なアレンジを依頼することができる。

　グループワークのメンバーには、AS の学生がグループ活動を妨げている点について包み隠さず話すようしてもらう。障害の開示については AS 学生本人の同意が不可欠だが、支援スタッフから学生に開示を勧めることはできる。確かに時間がかかることだが、このように介入することは全ての学生にとって貴重な経験となる。

グループワークで起こり得る問題

・パートナーの選択
・仕事の分配
・グループの目標設定とスケジュールの管理
・メンバーとの緊密な共同作業
・社交スキル
・対立にうまく対処する
・利用されてしまう

教職員のための「2 枚のカード」戦略

　知識豊かな学生が、熱意がありすぎて問題になる場合もある。教授の講義を

遮ったり、内容をただしたり、講義を乗っ取ってしまうことすらある。

　「2枚のカードシステム」は、学生による授業の妨害を防ぐため、教授に使ってもらう方法である。2枚のラミネートされたカードをDS室が準備し、学期を通じて使うことが学生と教員に説明される。カードは真っ白でも、何か指示を書いておいても構わない。

　学生は自分の机にカードを2枚置いて授業を受け始める。学生が授業中に発言する時は、教授にそのカードを渡さなくてはならない。カードが2枚ともなくなったら、話したいコメントはクラスの後か教授のオフィスアワーまで待たなくてはならない。授業の後にカードが教授から返され、また次に使う。

　私たちはこのシンプルなやり方によって、学生にいくつコメントを言ってよいかを視覚的また触覚的に教えられることを知った。賢くて言いたいことがたくさんあるのだが、授業を独占しないよう発言をコントロールすべきであることに気づいていない。授業妨害というルール違反に該当してしまうわけで、カードシステムはこのような不幸な状況を防ぐ一つの方法なのである。

> **教職員のサポートと研修**
>
> 教職員にリマインドする……
> ・シラバスに「配慮」をどのように要求するかという一文を入れる。たとえば「もし診断された障害があり、このクラスで配慮が必要な場合は、今週中に配慮のアレンジのために会いに来てください。DS室で登録し、配慮の許可を得なければなりません。面談か電子メールで連絡をください。私のメールを再度お伝えします_____」
> ・規則上の手続き（違反行為）をとる前に、DS室に学生を紹介してください
> ・コースの要件と配慮の関係をはっきりさせるために、学部長、部門長、DS室に連絡をとってください
> ・障害のある学生はもちろん、すべての学生のためにユニバーサルデザインのもの（文化・言語・国籍の違い、老若男女といった差異、障害・能力の如何を問わずに利用することができる施設・製品・情報の設計）を使うことを考えてください
> ・教職員のための参考資料を見直してください（付録F）
> ・参考資料にある AS の行動を理解してください（基底にある症状）

多くの教授には AS の学生が矛盾だらけにみえる。知能のレベルと問題行動の多さは同じレベルで起こるはずである。にもかかわらず、多くの教職員は知的な AS の学生が、知性と比較にならないほどの難しさをクラスに持ち込むと感じてしまうのだ。

ひとたびその才能とテーマへの深い洞察を知ると、多くの教授がその学生と長く続く関係を作る。また多くの教授は、一つことを深く追求するところに自分との共通点を見出し、彼らの学問上の興味の追求に共鳴する。一所懸命で、（時には）強迫的でさえある AS 学生は勤勉なラボやリサーチアシスタントとなることができ、学生を育て上げた教授にとって大きなプラスとなるだろう。

続いて、次章では仕事への移行について述べたい。

第10章

就職をするための準備

　DS室は、学生の学業と生活に関わる大学内の様々なオフィスと強い関係をもつことが重要だ。このような大学全体の理解があってこそ、学生が卒業し就職へと向かっていくことができる。多くの人が言うように、卒業と就職こそが大学教育の最終目標である。

　この章では、AS学生がどのように学校生活から就職へと移行する準備をするべきか、ということに関し、キャリア支援室との協働や、大学での仕事やインターンシップの見つけ方、卒業後の就職の準備について論じる。

　DS支援スタッフは、学生の在学中、学業とキャンパスライフがともにうまく進むような支援に焦点をおく。つまり就職のための活動にはDSスタッフはほとんど関わらず、キャリア支援室の手にゆだねるのが一般的だ。ただ、キャリア支援室は基本的に障害学生の支援に慣れていない。仕事に就くための技術をほとんどもたないAS学生と協働するとなると、まごつくばかりだろう。その結果、これらの学生は面接で次から次へと手痛い断りの返事をもらうことになる。万が一幸運にも雇われても、雇用側とトラブルの多い関係に陥ってしまうことが多い。

　自閉症スペクトラムの学生が仕事で成功するためには、他の障害のある学生に費やすよりも多くの時間と労力が必要とされる。この作業がDS室でなされ

るか、キャリア支援室か、あるいは共同でなされるかは、各大学の裁量に委ねられる。さらに、就職できるような技術を AS 学生が身につけるのにどれくらい時間がかかるかは、それぞれの学生の障害の重さによる。

就職活動への移行

大学生は一般に、最終学年でフルタイムの就職先を探す。しかし AS 学生の場合、就職の準備をもっと早く、理想的には 2 年生から始めるのがよいだろう。支援スタッフは「仕事」というものについてその学生が何をわかっているのかを尋ね、その基本情報をもとにして就職に関する知識を広げていくようにする。

**AS の学生は就職の準備をもっと早く、理想的には
2 年生から始めるのがよいでしょう**

ほとんどの AS 学生は仕事やボランティアの機会をもったことがないが、中には、夏休みの仕事やパートタイムの仕事など様々な成功体験をもっている学生もいるだろう。まずは仕事の経験について聞いてみる必要がある。特に、どのような職場に行ったことがあるのか、責任は何だったのか、どんな仕事をしたのか、彼らがその仕事を楽しんだかなどについて尋ねてみる。

ことに、学生本人がその仕事がどのくらい成功だったと思っているか、そしてどうして成功あるいは不成功だったと思ったのかなどの情報を得ることが大切だ。好きでうまくいった同僚や上司、嫌いでうまくいかなかった同僚や上司との関係についても話し合う。可能ならば、学生の仕事体験での成功や難しかったことについて、両親がどう見たかも聞いてみる。親との話し合いによって、仕事の経験や成功、失敗の度合いなどの貴重な情報が得られるだろう。同時に、学生自身が自分の経験をどの程度、正確に理解しているか、そして仕事や対人関係においての経験をどれくらい難しいと感じていたか、がより明確になる。入学後の早い段階でこの仕事を始めることによって、大学という守られた環境の中で、夏の仕事、インターンシップ、ワークスタディプログラムなどに進み、

就職に必要なスキルを身につけ、準備を確実にするための時間が持てる。

　私たちはASの学生に、可能なら州の職業リハビリセンターのクライアントとなり、さらに広く支援を得ることを勧めている。全国ネットワークに繋がる州のプログラムは、疾病あるいは障害をもつ個人の就職を応援するために、教育、研修そして就職斡旋を提供する場として作られている。AS学生のために、障害学生支援スタッフと職業リハビリセンターとの間で連携することが可能だ。

　学生の中には、高校最終学年の間に個別教育計画や第504条の移行プランの一環として州の職業リハビリセンターに既に登録を済ませた人がいるかもしれない。この場合は、学生の職業リハビリカウンセラーと協働し、仕事上必要なスキルを身につけたうえで適切な就職先へとスムーズに移行するので、理想的な筋道といえる。

　しかしながら多くの場合、高校時には登録が行われておらず、しばしば、待機者の多さや、職業リハビリセンターの管轄が学生の法的な居住地（実家）にあるといった複雑さから、登録されるのに長い時間がかかることがある。

学習スタイル

　学生にぴったりと合う職場を決めるより先に、第3章と第5章で述べた学生の理想的な学習スタイルをよく知ることが重要だ。その学生は説明だけで理解ができるか？　その場合は、要点を記した文書と口頭での説明があれば、彼は仕事や職場のカルチャーを学ぶことができる。付録Gのヒント集は、研修時に受ける口頭での説明を、よりわかりやすくするために書かれた手引き書のサンプルである。

　もし、視覚に訴えると学びやすいという学生ならば、サンプルの書類とともに実際にやって見せることが最も効果的だろう。仕事や職場を理解するのにもフローチャートや図面が役に立つ。AS学生がもっている技術やニーズを見分け、学生が自分に適したやり方を見つけ、必要な技術を習得し、生産的な良い働き手となるには時間と忍耐を必要とする。これらそのものを目標とするのではな

く、結局のところ、今後、学生がどんな職場に行っても、自分で取り組むべきものと、それを得ていく方法を見極め、実行することができることを基本ラインと考えるべきだろう。

メンターの支援

　人生の新たな場面として、働くということの考え方を教えてくれ、職場という環境に適応できるよう支援してくれるメンターと協働することが、高機能の学生にとってのよい学びになる。高機能の学生は一般に、彼らを理解してくれる同僚や上司が、わからないことを「説明してくれる」ことでうまく適応することができる。少なくとも、職場で任されていることや一般的な仕事場のことで質問があった時に、「尋ねにいくべき人」がわかっていることが大切だ。メンター本人がこうした責任をもつことを望み、学生の特性を理解しながら忍耐強く導いてくれるならば、それが理想的である。

高機能の学生は一般に、彼らを理解してくれる同僚や上司が、わからないことを「説明してくれる」ことでうまく適応することができます

　明らかな社会的サインにさえ気づかず、それゆえ何かと失言をしてしまうような学生の場合、彼の指導を外部のメンターに依頼することを勧める。理想的なシナリオとしては、学生が新しい仕事を学ぶ時の初日や2日目をメンターと一緒に過ごし、メンターが学生と彼らの直属の上司にアドバイスをする、などが望ましい。さらにメンターは、学生と上司の両方から電話で相談を受け、学生が職場に慣れるまでの数日間の「尋ねにいくべき人」となる。このような繋がりをもつことで、新しく学ぶことの情報量の多さに圧倒されることや状況に合わせることの困難がもたらすストレスを減らすことができる。

　最初の数週間、折に触れて、どうしているかという確認連絡を入れることは学生にとって大いに助けとなる。多くの支援を必要とする場合、メンターの存

在によって上司や同僚が割くべき時間は減るだろう。

　職場への移行、そして学生が責任を遂行する上でのメンターの役割の重要さを考えると、細やかで優れたメンターの存在は学生が雇用に入るための重要な鍵と言える。焦点は、それぞれの職場での技術の獲得や仕事を覚えるということだけではなく、その後どんな職場でも、独立して職場の中で動いていけるような技術と能力を発達させることにある。

　カウンセリング、心理学、言語聴覚士、ソーシャルワーク、大学職員、特別支援教育、リハビリテーションなどのコースにいる大学院生などは特にメンターに適しているだろう。これらの大学院生がメンターの研修を受け、学生の強み弱みや発達上の特徴を理解していれば、インターンシップ、授業の一部、大学院の必修もしくはアルバイトとして、メンターの仕事に就くことができるだろう。

学内の仕事

　最終的な目標はその学生を職場環境に適応させることだが、その前に学生に対して、「職場」には形式ばったものからとてもカジュアルなものまで広い範囲のものがあること、それと同時にどの職場にも通じる標準的な仕組みもあることなどを理解してもらう必要がある。それを学ぶために、大学内で明らかに違う職場やそれらが組み合わされた職場などを見つけてもらうのがよい。リストには、形式ばった職場や部門（開発部門や学長室など）からカジュアルな職場や部門（リクリエーションセンターや、設備・管理部門など）と、あまり「顧客」との接触がない部門から顧客を専門に扱う食堂など、を挙げてみよう。以下の大学の部門が、分析する候補として考えられる。

　また131頁のような学科のオフィスによる違いにも注目してみよう。

部門	堅苦しい	カジュアル	多くの人に関わる	関わる人は多くない
アファーマティブ・アクション※	○			○
同窓会館	○		○	
AV 部門		○	○	
本屋		○	○	
キャッシャー		○	○	
コンピュータ・センター		○	○	
設備・管理課		○		○
開発部	○			○
フードサービス		○		○
ヘルスセンター		○	○	
人事部	○			○
図書館		○	○	
メールサービス		○		○
学長室	○		○	
安全課		○		○
登録オフィス		○	○	
リクリエーション・運動部		○	○	
兵役学生課		○		

※アファーマティブ・アクションとは、差別を是正する目的で作られた、職員対象の障害配慮やハラスメントを扱う部署

- 生物・化学・物理とそれぞれの実験室
- 演劇
- 工学
- 看護・理学療法
- ソーシャルワーク
- 心理

　対極にあるオフィスを見つける過程で、似ているところや違っているところを分析してみる。また職場の部屋のデザインにも注目してみる。職員は個室を持っているか、それとも数名の同僚がオフィスをシェアしているか？　衝立で区切られているか、それとも広くオープンな空間か？　電話の音を除いて静かなオフィスか、それとも視覚的にも聴覚的にも忙しく、ざわざわした職場か？　様々な職場の共通点に焦点を当てることも、AS学生が仕事ということをより理解し、一般的な職場というものについての知識を積み上げる土台として大切だ。

　DSスタッフやキャリアカウンセラーは、付録Gの教育ユニットを用いて、学生にさまざまなタイプの職場環境があることに気づかせる。そうすることで、職場のカラーや部門のタイプに関わらずに存在する標準的な要素があるということを知ることが大切だ。次に挙げるものはまさに基本であり、学ぶべき重要で標準的な項目である。

良い勤務習慣

- 時間通りに出勤する
- 病欠に関する会社のポリシーを知り、従う
- 自分の机で食事をすることに対する会社のポリシーを知り、従う
- 会社の服装規定に従い、取り入れる
- 締め切りを守る
- 私用電話をしない
- コンピューターゲームをしない
- 誰に形式ばって接するべきかを知る

人への対応の仕方		
誰	どのように呼ぶか	例外
秘書	リンダ	―
帳簿係	ダン	―
アドバイザー	名前	電話で彼らのことを話す時や学生に対しては彼らのことを姓でいう（バーンズさん、コリンズさん）
ディレクター補佐	カーメンさん	オフィスの人と彼のことを話す時は名前（ビル）を呼んでよい。
ディレクター	ウェルチ学部長	―

　付録Ｇの教育ユニットを用意するときに、カウンセラーがそれぞれのオフィスの担当リエゾンを決めるようにする。学生はこれらの担当者と一緒に働き、その部署のカルチャーを知る。最初の段階は何回かそのオフィスを訪問し、観察して分析し、比較する。そしてボランティアの形で複数のオフィスを経験し、職場環境とそのカルチャーの違いを比較する。各オフィスで、上記のようなワークシートを使うことによって職業人となるための重要なポイントをはっきりさせる。

　色々なオフィスをローテーションで回ったあとで、それぞれのオフィスの主な特徴について、学生に話してもらうようにする。まず平行線を描かせ、オフィスによる特徴や違い、個人的な気づきをそこに箇条書きにさせる。このような練習は、学生が将来、自分で仕事の分析ができるようになり、今後どんな仕事へもスムーズに移行できるスキルを身につけるためである。

●●●
このような練習は、学生が将来、自分で仕事の分析ができるようになり、今後どんな仕事へもスムーズに移行できるスキルを身につけるためなのです

　色々な職場とそのカルチャーを紹介することは、職場というものの基本情報

を与えるのに大変有用である。その目的は、学生がわずかなことにもっと気を向ける、ということをチューターやカウンセラーとともに学ぶことにある。目標は、学生がそれぞれの職場で使える知識とツール、テクニックをもつこと、そしてどういう新しい職場でも適切だとされる行動を見出せること、最終的には、卒業後に仕事で生き残ることに成功する、という点にある。

そのために個人個人に作られる教育ユニットでは、「仕事」についてその学生が理解しているもっとも基本的なところから始め、職場のカルチャーに関する情報や色々な職場環境で成功していくのに必要なテクニックを積み上げていく。学生がオフィスにローテーションで配置される時に、メンターは学生が何を学んだのかを、話し合いやケーススタディで明確にする必要がある。そのためのカリキュラムは、徐々に職場を理解する力をつけ、職場環境にうまく適応するには自分が何をしないといけないのかを学生自身に見つけさせることがポイントになる。

こうした努力が成功するかどうかは、教育ユニットで学んだことを新しい慣れない職場で学生が自分でどれだけうまく生かせるか、にかかっている。仕事というものをほとんど知らず、基本的なところから学ぶべき学生なのか、10を超える採用面接に失敗して何の期待もないのか、雇用先からの首切りが続いているのか、個々の学生のニーズに沿って教育ユニットが作られ、職業人として必要なスキルを得るためのものでなくてはならない。

職場に「なじむ」ということ

学生が様々な職場カルチャーを見極めることができるようになったら、さらに仕事についての知識を増やしていこう。教育ユニットの第2段階では勤務先のカルチャーを「見て」「感じ」、もっと細かいところに焦点を当てる。それらは例えば、望ましい服装であったり、衛生面であったり、職場での行動、コンピューターの使用などである。付録Gを参照されたい。

オフィスでの服装　皆、どんな服装をしているのか？　ジーンズとサンダル、

あるいはゴム草履、スローガンが胸についたＴシャツを着ている人もいる。もしそうならこの服装の人は誰なのか？　スタッフのなかでこういった服装の人がいるとしたら、たぶん学生スタッフだろう。大学キャンパスには服装規定があるオフィスもあり、そこではこのようなカジュアルな服装は許されない。もし男性がジャケットとネクタイをしていたら、オフィスの席についたときにジャケットを脱ぐのか。ミーティングに行く時にはまたジャケットを羽織るのか。もし面会者がオフィスに来たときには？　オフィスを出る時には？　女性はスカートかパンツのどちらを着ているか？　スーツを着ているか？　スカートをはいているときは素足かそれともストッキングをはいているのか？　靴先の開いた靴をはいているか？　………これらはすべて学生が観察をして、質問に答える。

●●●
学生の中には身だしなみと衛生にもう少し時間を使う必要のある人たちがいます

　身だしなみと衛生　　学生の中には、身だしなみと衛生にもう少し時間を使う必要のある人たちがいる。男子学生は、大学の職場を訪問し、ボランティアとして働く場合はきれいにひげをそっていなければならない。女子学生はきちんとした服装をしてオフィスに行かなければならない（ソックスと運動靴に対し、ストッキングとパンプスなど）。必要があれば身だしなみについて、シャワーをすること、髪をあらうこと、制汗剤を使うことを、できれば毎日、そうでなくても仕事に行く時はそのようにしなければならないことを教える。彼らの目標は他のスタッフと同じように職場に溶け込んで見えることだ。

　オフィスでの振る舞い　　職場に着いた時には挨拶をし、帰るときや休憩を取るときはそれを同僚に伝えるなどの基本的なことを学ぶことが必要な学生には、チップシートを仕上げてもらう。そして必要な場合はロールプレイをする。一般的なオフィスでのふるまいについてワークシートをつかい、オフィスで人々がどのようにやり取りするかを観察する時間を取る。彼らは静かに机の前に座って、必要な時だけやりとりをし、すぐにまた仕事に戻るのか？　彼らは挨拶

をし、よく短い会話をするか？　もしそうなら、一日中どんな時でも軽い会話をしてもいいのか？　それとも一日の一定の時間か？　例えば朝、出社した時、休憩でお茶を飲む時あるいは昼食から戻ったときか？　どれくらい話すのか、1、2分か？　それとも5分から10分？　それとも日によって違うのか？　同僚は皆、会話に参加するか？　それともいつも同じ人ばかりが話しているか？　もし上司やお客さんが来たら、話をしていた人たちはどうするか？

　電話のマナー　　学生が電話に応える必要があってもなくても、オフィスでの電話の使い方に慣れていることが大切だ。もし学生が電話に応える可能性があれば猶更である（付録Gを参照）。電話を「待機」にする仕方に加えて、転送の方法や電話を取った時の挨拶、スタッフの内線番号リスト、よくある質問と正しい答えなどを用意しておかなければならない。

　電話のオリエンテーションでは、どのように答えてよいかわからない時の応答も含める。応対の練習を重ねて、どんな場合でも対応できるようにする。さらに勤務中の私用電話——オフィスの電話と携帯電話両方——についてのポリシーも伝える。

　コンピュータの利用　　仕事中のコンピュータ・ゲームが許されないことをはっきり伝えておくことは重要だ。ASの一部の学生にとってゲームの誘惑は強い。ゲームから離れることが難しい学生にとって、ゲームができないことが怒りの爆発に繋がることがあり、それは同僚や上司とのトラブルの元になる。同様に、オフィスで許可なく人のコンピュータを使うことは、基本的なマナー違反だと理解させなければならない。

●●●
学生は、オフィスで許可なく人のコンピュータを使うことは、基本的なマナー違反だと理解しなければなりません

　新しい用語　　ほとんどの職場において、仕事上で使う略語はお互いのコミュニケーションの上で、またオフィスでの仕事を仕上げるために、とても大事だ。これが一部のASの人にはわかりにくく、新しい職場に馴染むことを難し

くしてしまう。このような略語はどの職場にもあり、たとえば、どのように対処するかとか、ものがオフィスのどこにあるかとか、よく関わる他部署の名前だったり、個人の役割であったりする。

　学生が新しい職場になじむには、学生とメンターが一緒に上司に会って、よく使われる略語、肩書きとか職員の使う略語の意味、その用語を使うにあたってのコメントなどを教えてもらうとよい。その職場でよく使われる略語などは学生が徐々にリストに加えていくことになるが、メンターは、その意味を聞いたり質問したりできるよう、窮地に立った時は「尋ねにいくべき人」（前出）のところに行けばよいことをアドバイスする。

　オフィスの決まりごと　　職場の細かい決まりごとが AS 学生を参らせてしまうことがある。オリエンテーションで説明されることもあれば、よくわからない形で知らされることもある。学生は助けてもらいながら各トピックのチェックリストをつくり、職場の決まりごとを記入していく。一般的なオフィスの決まりごとは次のようなものである。

　［**タイムシート**］　　パートタイマーやある職種の人は普通、タイムシートのようなフォームへの記入が必要である。学生がボランティア活動や大学の仕事などでタイムシートの仕上げ方に慣れるのは良いことだ。これは一般的な仕事の習慣に慣れることである。このことを通して、雇い主と雇われているものの関係がよくわかり、雇われる人が働いているとき、雇い主はその人の時間を「得ている」ということが理解できる。これらが予期でき、その職場でのやり方を質問できるようになることが望ましい。

　［**ランチタイム**］　　どのオフィスにもそれぞれのランチ時間の決まりごとがある。ドアを閉じて「ランチ中」のサインをかけるとか、スタッフがランチに出る時にランチスケジュールの詳細を外から見えるようにするとか、メンバーがランチをずらしてとったりする、とかである。学生もランチタイムの関係者であり、誰にも言わずに昼食に出てはいけないことを知っておく必要がある。

[休憩]　職場によって違うので、休憩の取り方についての一般論はない。それぞれの職場のやり方を質問するのがよいだろう。

[出入り口]　些細なことだけれども、ドアが示す「合図」というものがある。学生はドアに関する職場の決まりを学ぶ必要がある。付録Gにドアについてのワークシートを載せた。

・個室を持っているスタッフは、ドアを開けているか閉じているか？
・ドアを開けておくのは何か決まった状況の時で、他の時は閉まっているのか。たとえばカウンセリングセンターなどはどうか？　席で昼食を取っているときはどうか？　仕事に集中するために邪魔されないようにしているときはどうか？
・半分ドアが閉じているのはどういう意味か？　閉まったドアの中にいる人と話す必要があるとしたら？　どうしても邪魔しない方が良い時はどのような時か？
・必要な時には邪魔をしてもよいのか？（特に学長室、安全課、学部長室など）
・邪魔をしてもよいのならどのようにすべきか、電話をするか、ドアをノックするか、ショートメッセージを送るか？

教育上の段階からインターンシップ／仕事への移行

　学生が職業に就く準備ができているかどうかは、大学内での学びを実際のインターンシップ、実習、その他の本当の仕事の場で生かせるかどうかで決まる。準備ができたとしても、まずは実習なりインターンシップの機会を経験する必要があるが、そのためには候補者として他の学生と争わなければならない。これこそが他の分野では十分に競争力があるAS学生が、社会的な能力が欠如しているために能力が出せず、選別から落とされるところなのだ。この時点になると、学生は大学のキャリア支援室とともに、面接でうまく答えたり、自分を売り込んだりするスキルを磨きはじめなくてはならない。

面接の準備

キャリアカウンセラーが最も難しく感じるのは、社会性の欠如のため特異な行動をとる AS の学生が、将来の雇い主に自分の技術や能力を売り込むのをどう支援するか、というところだろう。集中的な面接トレーニングを受ける必要がある学生もいるし、どんなに努力をしてもうまく自分を出すことができない学生もいる。

●●●
キャリアカウンセラーが最も難しく感じるのは、社会性の欠如のため特異な行動をとる AS の学生が、将来の雇い主に自分の技術や能力を売り込むのをどう助けるか、というところでしょう

このような場合は、苦手な部分を学生と練習するのに加えて、面接用のインデックスカードを作るとよい。そこには採用面接で想定されるあらゆる状況を書き入れて「台本」にする。面接官に会うところから、よく聞かれるであろう質問、面接が終わったと思われる合図などを入れる。

ポートフォリオという自分の過去の業績をまとめたものを用意しておくことも役に立つ。自分の強みや才能を表にして面接官が学生の業績に注目するきっかけを作ると、「変わっている」という印象を取り除くことができる。工学、ビジネス、音楽やリサーチなどの領域では、本人が関わったプロジェクトやリサーチをポートフォリオにしておくことが有効だ。

面接の準備をする際、学生は応募する仕事とその会社について十分に調べ、自分との接点を明らかにできるようにしておく。キャリア支援室の助けを得て、自分がどうしてその仕事に向いているのか、なぜその仕事に興味があるかなどが説明できなくてはならない。学生はこれらの原稿を作り、またキャリアカウンセラーのアドバイスを得ながら面接の準備をしていく。カウンセラーと一緒に、ロールプレイ、リハーサル、面接のビデオ撮り、上手な面接との比較、などたくさんの練習をする。また面接が予期せぬ事態に陥った場合に備えて、「予

備計画B」「予備計画C」などを準備しておく。

雇用主への開示

　採用面接で自分の障害をどう開示するかは重要な問題である。社会的なスキルがかなり弱く、慣れない状況がとても苦手な場合は、自分で障害を伝えることによって特異性への注目がなくなり、学生が貢献するであろう能力や技術に焦点が移って仕事やインターンシップを得ることができる場合もあるが、逆に特異性にばかり目がいき、断られることも考えられる。

　これらの場合のため、キャリアカウンセラー、DSスタッフは、学生にとってストレスなくでき効果的でもある自己開示の方法を見つけ出している。つまり、DS室で使っている情報開示同意書を使うか、面接官と情報を共有する目的で作られたフォームに署名をして、それを用いるということである（付録G参照）

組織図の理解

　ある時点になれば、学生に自分がその部門全体の動きの中でどの部分を担当するか、という視点を与えることが大切だ。オフィスとそこのカルチャーと自分の職務に慣れてきたときに、部門の組織図を示すことは、特に視覚の強い学生には役立つ。組織図を示して、上下関係だけでなく、それぞれの職員が職場の中でどのような役割を果たしているかということを理解させる

●●●
ある時点で学生に、自分がその部門全体の動きの中でどの部分を担当するか、という視点を与えることが大切です

　そのようにして得た情報は、個々の職員との関係に役立つ。「もし木曜日の報告が11時より遅くなると腹を立てる」「下の名前で呼ばない」「電車が好き」「いつも休憩から遅く戻るから気をつけて」などの情報があると、学生は仕事をうまくやりこなせるようになる。同時に組織図やコメントは、ある固定した

情報を与えることにもなるので、学生の日常生活上の不安を減らすことになる。

その次には、会社全体の組織図を見せることによって学生はさらに大きな視野で組織を見ることができるようになる。他の部門やスタッフに関するコメントが追加され、組織としての使命の中で自分がどのような役割を果たしているかを理解するようになる。

仕事を仕上げる

すでに述べたようにASにとっての大きな困難は、自分の持ち時間で最大の生産性を出せるようにタイムマネジメントすることである。ある程度の枠組みが決まっている仕事が、自分で枠組みを作ることが難しい学生に最初の仕事として向いている。仕事に着手すること、集中を続けること、に困難がある場合は、メンターの助けを借りて予定票のようなテンプレートを作るとよい。よくある「To Do リスト」や一日が時間区切りになっているカレンダー、あるいはもっと短い時間単位のものが、ある特定の作業に過剰に集中してしまう学生や、逆に集中ができない学生に役立つ。これらのツールは同時に、どれくらい自分が生産的だったかあるいは非生産的だったかということを、すぐさまフィードバックしてくれる。

●●●● ASにとっての大きな困難は、自分の持ち時間で最大の生産性を出せるようにタイムマネジメントすることです

私たちはすでに第3章で、学業のために時間とかプロジェクトを管理する方法を説明してきた。これらの方法は学生が仕事を管理する際にも応用できる。学生は、メンターと一緒に自分のプロジェクトを小分けにするとよいだろう。

学生が仕事をやりくりする中で他に2つ考えるべきなのは、「ストレスと怒りの管理」と「社会的スキル」である。仕事の世界は学校に比べて、ストレスと怒りが管理できないこと、社会的スキルが欠如していることに対する寛容度がとても低い。この2つを主な理由としてASはクビになるのである。そのた

め学生とメンターは、多くの時間をストレスと怒りの管理に費やす必要がある。社会的スキルと会話を向上させるためには、シナリオを使って練習することが効果的だろう。

　私たちはASと自閉症スペクトラムの学生が大学に入学した時から就職に就く時点までをみてきた。この次に私たちがどこに向かうべきか、を次章で述べて結論としたい。

第11章

私たちは今までどこにいて、ここからどこへ向かうのか？
──結論にかえて

　ケヴィンの大学3年が終わった夏休みです。彼は、十分に休養をとりながら、家で庭師の仕事をしています。この一年は彼にとって長く、時に困難な道のりでした。学生寮での予想された通りの諸問題（彼は昨年、ついにキャンパス外に引っ越しました）、友達を見つけること、授業でしっかりやること、教授と協働すること、専門を決めること（彼は近代ヨーロッパ史だと断言しました）、自分自身の個人的なニーズと、配慮を受けるべきニーズの処理を学ぶことなどでいっぱいの年でした。上記のさまざまなトラブルのため、彼のGPA［成績平均点］は［4点満点中］2.4でした。まあまあですが、良い成績とはいえません。彼は何度か、救急病院に運ばれそうになりましたし、危うく裁判沙汰になりかけたことも何度かありました。2、3の学生団体にもあたってみましたが、結局、参加しないと決めました。彼は、自分のASを理解しよう、自分の症状を管理しようと一所懸命にやってきました。

　大学4年生になる準備をしながら、ケヴィンは大学の監視下にある仕事を一つ持ち、他の仕事を2、3見学し、インターンに一つ参加しました。彼は、自分は大学院に行ける成績ではないとわかっているので、卒業後の仕事を探そうと考えています。

私たちは今までどこにいたのか？

　長い間、ASをもつ学生の大部分は大学キャンパスでのけ者にされていた。彼らは、大学に属しているという感覚をもてず、参加する方法があるとも思えずにきた。疎外や孤独を感じやすい学生たちは、ほぼ間違いなく最も良くなじむであろう環境から外に放りだされてしまった。学生、両親、大学の専門スタッフたちは、この不公平で損失の大きい状況に気づき、大学におけるAS学生たちの環境を変えようと動いてきた。

私たちはここからどこへ向かうのか？

　私たちの仕事は始まったばかりだ。医療者、小中高校の教師、大学教職員、スタッフ、そして一般の学生たちを教育しなくてはならない。筆者たちは、約10年前（1999年頃）に、個々あるいは共同してさまざまな大学キャンパスで問題提起を始め、それ以来、大学教育におけるAS・自閉症スペクトラム学生たちの支援のあり方に理解が深まるのを見てきた。私たちは大きな進歩を遂げてきたが、さらなる改善が急がれる。大学進学年齢に達するAS学生の数は増え続けるだろう。ASをもつ大学卒業生たちの有給雇用と充実した生活を確実にするために、この障害に対する私たちの理解は、学問以外の部門まで広がらなくてはならない。大学が教育されなくてはならない、すなわち、数名の教職員と大学寮スタッフだけではなく、大学の警備から食堂、さまざまな学生活動から保健センターまで、大学全体が教育されなければならない。たとえ短いトレーニングだけであっても、大学の誰もが教育されなくてはならない。それは、ASの学生と彼らの独特な世界を理解すること、私たちが彼らの参加を許しさえすれば、どれほどこの人たちが大学にプラスになるか、を学ぶトレーニングなのである。

　ある大学の学長はこう述べた、ASの学生たちは、われわれの次なる大思想家だと。先見の明のある理想家として、偉大な科学的発見を成し遂げ、その「既存の枠組みにとらわれない」やり方が、アートや音楽における偉大な作品をもたらすだろうと。私たちはどうしてこの人たちに失敗させたり、放置したりしておけるだろう？

●●●
大学が教育されなくてはならない、すなわち、数名の教職員と大学寮スタッフだけではなく、大学の警備から食堂、さまざまな学生活動から保健センターまで、大学全体が教育されなければならないのです

　学生たちの中には、うまくやるために支援サービスをより多く必要とする人もいる。私たちが述べてきたように、全国の大学は今、AS 学生たちを支援するために設計された数々のプログラムを作り出している。私たちは第 1 章で、そうしたモデルのいくつかについて論じた。DS の成功モデルに基づいたものもあれば、大学付属セラピー治療施設のおまけのようなものもある。研究目的に特化したもの、無料で提供されるものがある一方、家族に何万ドルものお金を費やさせるものもある（学費とは別に）。あるものは小規模で、ほんの数人しか受けることができない。また、あるものは、家族にとって探し出しにくかったり、利用しにくかったりする。

　目標は、多くの学生たちにとって費用が手ごろで広範囲に及ぶプログラムを開発することでなくてはならない。それがなくて置き去りにされるのは、聡明なのに挫折した若者たちで、彼らは大学のカリキュラムを修了できず、望まない雇用または公的福祉の対象となる。これは現代、そしてわが国の教育的先進性にとって、なくてもよい「悪」である。私たちは、国中で、適切な成人向けサービスや教育的プログラムを供給する方法を見つけなくてはならない。

「内在的」対「外在的」

　私たちの中心テーマの一つは、AS 学生への介入と配慮がうまく行くかどうかは、学生が大学にもたらす変数（内在的）と当該大学が学生に強いる要素（外在的）との間の活発な相互作用にかかっている、ということであった。（付録 E の「内在性および外在性領域の記号化ワークシート」を参照）

> **内在性と外在性の交わり**
>
> ○内在的（学生側の）変数
> 　・認知、行動、社会性の機能
> 　・先行する経験や態度
> ○外在的（施設側の）変数
> 　・学業、教室、課外活動
> 　・キャンパスの文化や歴史

　私たちのプログラムはすべて学生の教育・トレーニング・修復に焦点を当てており、学生に内在する変えられない要素には取り組んでいない。私たちの誰もがそうであるように、自閉症スペクトラムの診断をもつ人たちも年齢とともに変化するが、大学に入学する頃にはいくつかの分野で修復や変化の見込みのある時期は過ぎてしまっている（たとえば語用論的言語や読書速度など）。さらに言うと、彼らの一部は、何年間も集中的セラピー、修復、その他の介入、を経験しているが、それらはすべて変化をもたらすこと――「治す」あるいは「直す」こと――を目的としたものであった。その学生の内在的要素を変えることばかりに焦点を当てることは、その人の内に「異常」がある、というメッセージを送り続けるという危険を冒すことでもある。

　私たちは、AS学生個人への介入と、支援側への取り組み――それによって教育環境の側が彼を喜んで迎え、よりよく適応させるために変化していけるような――の「交点」が共有されなくてはならないと考えている。以下は、そうした変化を生むためのいくつかの提案である。

大学内トレーニングと教育

　私たちは、AS学生たちが、創造的プログラムや、社交グループ、トレーニングなどにあまり参加していないことに気づいた[1]。特別な個人授業や、個別

---

1) Wolf, L. E., & Thierfeld Brown, J. (2007, October).

コーチング、対人接触も提供してきたが、ASの学生たちは、人と違う存在でいることにうんざりしており、もう特別サービスと関わりをもちたくないのであった。

そうではなくて、統合的なアプローチこそが最上のものと信じるに至った。つまりAS学生の成功のために大学全体が重要な役割を果たすようなアプローチである。このアプローチを成功させるには、学生たちの潜在能力が最高に発揮されるよう、大学の側が総力をあげて準備しておくことが必要である。準備やトレーニングがなされていればいるほど、AS学生たちは成功できるので、教員とスタッフの両方が、トレーニングを受ける必要がある。次の10年間、ベビーブームの終息といった人口統計学的動向によると、わが国の大学生の総数は減り始め、平均以上から優等レベルの知能をもつAS学生たちは、いっそう重要な大学の構成員となるのである。

●●●
大学の側に準備やトレーニングがなされていればいるほど、AS学生たちは成功できるでしょう

2006年、筆者たちは、2人の日本人大学教員から、大学教育におけるAS学生について話し合いたいと面会を求められた。当時日本は、自閉症スペクトラム学生を一人も大学に受け入れていなかった。日本では、出生率低下のため、近年、大学生人口が急激に減ってきている。それに伴い、日本の諸大学は、有能な障害学生たちに注目するようになっており、AS学生を迎え入れるためのトレーニングを探し求めている。米国では、障害学生を障害だけを理由に入学や授業参加から除外することは明白に違法だが、私たちはいくつもの大学が、入学選考過程で暗黙裡にAS学生たちを除外してきたことを知っている。

いずれ、潜在的な大学生集団が減り、AS学生たちの数が増えるにつれて、より包括的なモデルが現れてくるだろう。私たちは、学生たちの大学入学を「需要と供給」に基づいて許可するという暗黙の発想に、原則的には賛成しないが、より多くのAS学生が大学に受け入れられるようになるほど、それらの大学はサービス提供においてより良くトレーニングされ、学生たちがより成功するようになっていくだろう、という見通しには同意する。大学教育機関が、AS学

生たちのもつ潜在能力をさらに十分理解し、大勢の障害学生を入学させることの影響や経費負担に対する恐れを理由に、彼らを不当に除外するのではなく、彼らの才能と潜在能力に基づいて彼らを自分たちの仲間に迎え入れることを、私たちは望んでいる。これが達成された時にのみ、完全に包括的な教育が実現するのである。

プログラムの開発

AS学生たちが必要とする支援サービスの多くは、法的義務の範疇を超えたものである。その中には、特別な個人授業、社交的プログラムの実施、ピアによる指導、（とりわけ）大学ぐるみのトレーニングが含まれる。大学がこれらのサービスを法の精神に基づいて開発し供給するのは、そうすることが教育機関の使命であるから、または、学費に加えて追加料金を得られるからである。

そうした支援サービスは、障害学生のすべてに合うようには設計されていないので、別払いの個別プログラムで区別をつけることが重要だ。つまり、追加料金を払った学生は、大学が法律によって他の障害者学生のために実施しているサービス以上のサービスを受ける。これらのプログラムは、学習障害やADD［注意欠陥障害］の学生用には、長年、存在していた。AS学生用のこうしたプログラムが、ますます多く開発されている。プログラムの一覧は、すぐに古くなるので、ここには掲載しないが、プログラムを見つけるには、いくつかの情報供給源がある。たとえば次のように。www.collegeautismspectrum.com

すべての人に益するために文化を変える

AS学生たちの魅力的で素晴らしい面を理解し、高く評価するべく教職員やスタッフと協働するのは、やりがいのある仕事である。彼らは、数え上げられないほどのやり方であなたの大学をプラスに導くだろう。その優秀さは、教室での学問に、将来的な研究に、そして教職員との関係にも益するところがあるに違いない。AS学生がキャンパス文化にもたらす独特の「洞察」は、他の大学生たちや大学コミュニティの中の誰もの世界観を広げる。またAS学生の家

族にとっても、大学教育に入ることはわが子の未来を広げ、彼らが社会に貢献できる一員となることを意味する。今まで多くの家族が、高機能自閉症のわが子について実現可能な選択肢を持たず、わが子は親との同居を続け、一生、単純作業に従事して、自立して働いたり独立して生活できるようにはならないだろう、という将来像しか描けずにいた。この、ますます増えつつある若き学生たちに大学教育へのアクセスをひらくことは、その学生たちにとってだけでなく、社会全体にとっても、なされるべき正しいことなのである。私たちは、高卒の学生と、それ以上の学位を取得し、仕事のキャリアを持てる学生との違いを、調査しているところである。

●●●
ますます増えつつある若き学生たちに大学教育へのアクセスをひらくことは、その学生たちにとってだけでなく、社会全体にとっても、なされるべき正しいことなのです

　AS 学生とその家族は、これらの改革と改革された未来へのアクセスを必要としている。大学に入学する AS 学生の数は増えており、今後 10 年間に渡って増え続けるだろう──自閉症スペクトラムの学生数が最も高いのは、現在は小学校だ[2]。私たちは、自閉症スペクトラム学生たちとその家族の必要に応えるため、大学教育のさらなる機会と、ますます広い全レベルの教育へのアクセスを提供しなくてはならない。それは、大学にとって正しく、家族や学生たちにとって正しく、社会にとっても正しいことなのである。

2）U.S. Department of Education.（2006）.

文 献

Abele, E. (2006). Developing pragmatic language skills for social integration in the workplace. Presentation by Elsa Abele, CCC, SLP, Boston University, abele@bu.edu.

Abell, F., Krams, M., Ashburner, J., Passingham, R., & Friston, K. (1999). The neuroanatomy of autism: A voxel based whole brain analysis of structural scans. Journal of Cognitive Neuroscience, 10, 1647-1651.

Action Agendas. Custom student agendas. http://www.actionagendas.com/.

ADD Planner. The planner for people with ADD. http://www.addplanner.com/index2.html.

Akshoomoff, N., Pierce, K., & Courchesne, E. (2002). The neuropathological basis of autism from a developmental perspective. Development and Psychopathology, 14, 613-634.

American Occupational Therapy Association. (2008). Occupational therapy's role with autism. http://www.aota.org/.

American Psychiatric Association. (1994). Diagnostic and statistical manual of mental disorders, 4th edition. Washington, DC: American Psychiatric Association.

Americans with Disabilities Act of 1990 (ADA, 1990), www.ada.gov.

Ashwood, P., & Van de Water, J. (2004). Is autism an autoimmune disorder? Autoimmunity Reviews, 3, 557-562.

Asperger, H. (1991 translation). Autistic psychopathy in childhood. In U. Frith (Ed.), Autism and Asperger Syndrome (pp.37-92). Cambridge, MA: Cambridge University Press.

Attwood, T. (2007). The complete guide to Asperger's syndrome. London: Jessica Kingsley Press.

Ayres, A. (2005). Sensory integration and the child: Understanding hidden sensory challenges. Los Angeles: Western Psychological Systems.

Bailey, A., LeCouteur, A., Gottesman, U., Bolton, P., Simonoff, E., Yuzda, E., et al. (1995). Autism as a strongly genetic disorder: Evidence from a British twin study.

Psychological Medicine, 25, 63-77.

Bailey, A., Palferman, S., Heavey, L., & LeCouteur, A. (1998). Autism: The phenotype in relatives. Journal of Autism and Developmental Disorders, 28, 381-404.

Barkley, R. A. (1997). Behavioral inhibition, sustained attention, and executive functions: Constructing a unified theory of ADHD. Psychological Bulletin, 121, 65-94.

Baron-Cohen, S. (1989). The autistic child's theory of mind: A case of specific developmental delay. Journal of Child Psychology and Psychiatry and Allied Disciplines 30, 285-297.

Baron-Cohen, S. (1999). Mindblindness: An essay on autism and theory of mind. Cambridge, MA: Massachusetts Institute of Technology Press.

Baron-Cohen, S. (2004). The cognitive neuroscience of autism. Journal of Neurology, Neurosurgery, and Psychiatry, 75, 945-948.

Baron-Cohen, S., Ring, H. A., Wheelwright, S., Bellmore, E. T., Braymer, M. J., Simmons, A., et al. (1999). Social intelligence in the normal and autistic bran: An fMRI study. European Journal of Neuroscience, 11, 1891-1898.

Baron-Cohen, S., Wheelwright, S., Robinson, J., & Woodbury-Smith, M. (2005). The adult Asperger assessment (AAA): A diagnostic model. Journal of Autism and Developmental Disorders, 35, 807-818.

Baron-Cohen, S., Wheelwright, S., Stott, C., Bolton, P., & Goodyear, I. (1997). Is there a link between engineering and autism? Autism, 1, 153-163.

Barton, J. J., Cherkasova, M. V., Hefter, R., Cox, T. A., O'Connor, M., & Manoach, D. (2004). Are patients with social developmental disorders prosopagnosic? Perceptual heterogeneity in the Asperger and socio-emotional processing disorders. Brain, 127, 1706-1716.

Barton, M., & Volkmar, F. (1998). How commonly are known medical conditions associated with autism? Journal of Autism and Developmental Disorders, 28, 273-278.

Bauman, M., & Kemper, T. L. (1994). Histoanatomic observations of the brain in early infantile autism. Neurology, 35, 866-874.

Berthier M. (1994). Corticocallosal anomalies in Asperger's syndrome. American Journal of Roentgenography, 162, 236-237.

Bettelheim, B. (1967). The empty fortress: Infantile autism and the birth of the self.

London: Collier-Macmillan.

Bishop, D. V. M. (1989). Autism, Asperger's syndrome, and semantic-pragmatic disorders: Where are the boundaries? British Journal of Disordered Communication, 24, 107-121.

Bishop, D. V. M., & Norbury, C. F. (2002). Exploring the borderlands of autistic disorders and specific language impairment: A study using standardized diagnostic instruments. Journal of Child Psychology and Psychiatry, 43, 917-929.

Bishop, D. V. M., & Norbury, C. F. (2005). Executive functions in children with communication impairments, in relation to autistic symptomatology 2: Response inhibition. Autism, 9, 29-43.

Blakemore, S. J., Tavassoli, R., Cabo, S., Thomas, R. M., Catmur, C., Frith, U., et al. (2006). Tactile sensitivity in Asperger syndrome. Brain and Cognition, 61, 5-13.

Bolton, P., Macdonald, H. M., Pickles, A., Rios, P., Goode, S., Crowson, M., et al. (1994). A case control family study of autism. Journal of Child Psychology and Psychiatry, 35, 877-900.

Bolton, P., Murphy, M., Macdonald, H., Whitlock, B., Pickles, A., & Rutter, M. (1997). Obstetric complications in autism: Consequences or cases of the condition? Journal of the American Academy of Child and Adolescent Psychiatry, 36, 272-281.

Boucher, J., & Lewis, V. (1992). Unfamiliar face recognition in relatively able autistic children. Journal of Child Psychology and Psychiatry, 33, 843-859.

California Health and Human Services Agency, Department of Developmental Services. (1999). Changes in the population of persons with autism and pervasive developmental disorders in California's developmental services system: 1987 through 1998: A report to the legislature, March 1, 1999. Sacramento: California Health and Human Services Agency.

Carpenter, M., Nagell, K., & Tomasello, M. (1998). Social cognition, joint attention and communicative competence from 9 to 15 months of age. Monographs of Social Research and Child Development, 63, 1-143.

Carper, R. A., Moses, O., Tigue, Z. D., & Courchesne, E. (2002). Cerebral lobes in autism: Early hyperplasia and abnormal age effects. NeuroImage, 16, 1038-1051.

Centers for Disease Control and Prevention. (1999). Notice to readers: Thimerosal in vaccines: A joint statement of the American Academy of Pediatrics and the Public Health Service. Morbidity and Mortality Weekly Report, 48, 563-565.

Centers for Disease Control and Prevention. (2000). Prevalence of autism in Brick Township, New Jersey, 1998 community report. Atlanta, GA: Centers for Disease Control and Prevention, www.cdc.gov.

Centers for Disease Control and Prevention. (2007). Prevalence of autism spectrum disorders-Autism and developmental disabilities monitoring network, 14 sites, United States 2002. Atlanta, GA: Centers for Disease Control and Prevention, www.cdc.gov.

Chakrabarti, S., & Fombonne, E. (2001). Pervasive developmental disorders in preschool children. Journal of the American Medical Association, 285, 3093-3099.

Channon, S., Charman, T., Heap, J., Crawford, S., & Rios, S. (2001). Real-life type problem solving in Asperger's syndrome. Journal of Autism and Developmental Disorders, 31, 461-469.

Charman, T. (2003). Why is joint attention a pivotal skill in autism? Philosophical Transactions of the Royal Society of London Series B-Biological Sciences, 358, 315-324.

Coplan, J. (2000). Counseling parents regarding prognosis in autistic spectrum disorder. Pediatrics, 105, 65-67.

Courchesne, E., Karns, C. M., Davis, H. R., Ziccardi, R., & Carper, R. A. (2001). Unusual brain growth patterns in early life of patients with autistic disorder. Neurology, 57, 245-254.

Croen, L., Grether, J., Hoogstrate, J., & Selvin, S. (2002). The changing prevalence of autism in California. Journal of Autism and Developmental Disabilities, 32, 207-215.

Croen, L. A., Grether, J. K, Yoshida, C. K., Oduli, R., & Van de Water, J. (2005). Maternal autoimmune diseases, asthma, allergies and childhood autism. Archives of Pediatric and Adolescent Medicine, 159, 151-157.

Damasio, A. R., & Mauer, R. G. (1978). A neurological model for childhood autism. Archives of Neurology, 35, 777-786.

Dawson, G., Finley, C., Philips, S., & Galpert, L. (1986). Hemispheric specialization and the language abilities of autistic children. Child Development, 57, 1440-1453.

Dawson, G., Meltzoff, A., Osterling, J., & Rinaldi, J. (1998). Neuropsychological correlates of early symptoms of autism. Child Development, 69, 1276-1285.

Dawson, G., Webb, S., Schellenberg, G. D., Dager, S., Friedman, S., Aylward, E., et al. (2002).

Defining the broader phenotype of autism: Genetic, brain, and behavioral perspectives. Developmental Psychopathology, 14, 581-611.

Debbaudt, D. (2006). Autism spectrum disorders and juvenile justice professionals. Briefing Document for the Illinois Juvenile Justice Association Conference.

Debbaudt, D., & Rothman, D. (2001, April). Contact with individuals with autism: Effective resolutions. The FBI Law Enforcement Bulletin. http://www.jbi.gov/publications/lib/2001/April01/lib/pdf.

deBruin, E. I., Ferdinand, R. G., Meester, S., & De Nijs, P. F. (2007). High rates of psychiatric co-morbidity in PDD-NOS. Journal of Autism and Developmental Disorders, 37, 877-886.

DeStafano, F., Karapurka Bhasin, T., Thompson, W. W., Yeargin-Allsopp, M., & Boyle, C. (2004). Age at first measles-mumps-rubella vaccination in children with autism and school-matched control subjects: A population based study in metropolitan Atlanta. Pediatrics, 113, 259-266.

DiCicco-Bloom, W., Lord, C., Zwaigenbaum, L., Courchesne, E., Dager, S. R., Schmitz, C., et al. (2006). The developmental neurobiology of autism spectrum disorder. The Journal of Neuroscience, 26, 6897-6906.

Doyle, B. T. (2004). And justice for all: Unless you have autism: What the legal system needs to know about people with autism spectrum disorders. www.barbaradoyle.com.

Dunn, W., Myles, B. S., & Orr, S. (2002). Sensory processing issues associated with Asperger syndrome: A preliminary investigation. American Journal of Occupational Therapy, 56, 97-102.

Evers, M., Novotny, S., & Hollander, E. (2003). Autism and environmental toxins. Medical Psychiatry, 24, 175-198.

Federal Educational Rights and Privacy Act (FERPA), http://www.ed.gov/policy/gen/guid/fpco/ferpa/index.html.

Findling, R. I. (2005) Pharmacologic treatment of behavioral symptoms in autism and pervasive developmental disorders. Journal of Clinical Psychiatry, 66, 26-31.

Fitzgerald, M. (2007). Suicide and Asperger's Syndrome. Crisis, 28, 1-3.

Folstein, S. E., Gilman, S. E., Landa, R., Hein, J., & Santangelo, L. S. (1999). Predictors of cognitive test patterns in autistic families. Journal of Child Psychology and Psychiatry, 40, 1117-1128.

Folstein, S., & Rutter, M. (1977). Infantile autism: A genetic study of 21 twin pairs.

Journal of Child Psychology and Psychiatry, 18, 297-321.

Fombonne, E. (2003). Epidemiological surveys of autism and other pervasive developmental disorders: An update. Journal of Autism and Developmental Disorders, 33, 365-382.

Fombonne, E., & Chakrabarti, S. (2001). No evidence for a new variant of measles-mumps-rubella-induced autism. Pediatrics, 108, 1-8.

Frith, U. (1991). Asperger and his syndrome. In U. Frith (Ed.), Autism and Asperger Syndrome (pp.1-36). Cambridge, MA: Cambridge University Press.

Frith, U. (2001). Mind blindness and the brain in autism. Neuron, 32, 969-979.

Firth, U. (2003). Autism: Explaining the enigma (2nd ed.). Oxford: Blackwell.

Frith, U. (2004). Emanuel lecture: Confusions and controversies about Asperger Syndrome. Journal of Child Psychology and Psychiatry, 45, 672-686.

Geier, M. R., & Geier, D. A. (2003). Neurodevelopmental disorders after thimerosal-containing vaccines: A brief communication. Experimental Biological Medicine, 228, 660-664.

Ghaziuddin, M., Ghaziuddin N., & Greden, J. (2002). Depression in persons with autism: Implications for research and clinical care. Journal of Autism and Developmental Disorders, 32, 299-306.

Gillberg, C. (1992). Autism and autistic-like conditions: Subclasses among disorders of empathy. The Journal of Child Psychology and Psychiatry and Allied Disciplines, 33, 813-842.

Gillberg, C., & Billstedt, E. (2000). Autism and Asperger syndrome: Coexistence with other clinical disorders. Acta Psychiatrica Scandinavica, 102, 321-330.

Gillberg, C., & Coleman, M. (1996). Autism and medical disorders: A review of the literature. Developmental Medicine and Child Neurology, 38, 191-202.

Gillberg, C., & Wing, L. (1999). Autism: Not an extremely rare disorder. Acta Psychiatrica Scandinavica, 99, 399-406.

Glasson, E. J., Bower, C., Petterson, B., de Klerk, N., Chancy, G., & Hallmayer, J. F. (2004). Perinatal factors and the development of autism. Archives of General Psychiatry, 61, 618-627.

Goldman, L. R., & Koduru, S. (2000). Chemicals in the environment and developmental toxicity in children: A public health and policy perspective. Environmental and Health Perspectives, 108, 443-448.

Grandin, T. (2007). Making the transition from the world of school into the world of work. Center for The Study of Autism, www.autism.org.

Grandin, T., & Duffy, K. (2008). Careers for individuals with Asperger Syndrome and high-functioning autism. Shawnee Mission, KS: Autism Asperger Publishing Co.

Green, J., Gilchrist, A., Burton, D., & Cox, A. (2000). Social and psychiatric functioning in adolescents with Asperger syndrome compared with conduct disorder. Journal of Autism and Developmental Disorders, 30, 279-293.

Gunter, H. L., Ghaziuddin, M., & Ellis, H. D. (2002). Asperger syndrome: Tests of right hemisphere functioning and interhemispheric communication. Journal of Autism and Developmental Disorders, 32, 263-281.

Happe, F., Booth, R., Charlton, R., & Hughes, C. (2006). Executive function deficits in autism spectrum disorders and attention deficit/hyperactivity disorder: Examining profiles across domains and ages. Brain and Cognition, 61, 25-39.

Herbert, M. R. (2003). Autism: A brain disorder or a disorder that affects the brain? Clinical Neuropsychiatry, 2, 354-379.

Hill, E. L. (2004). Executive function in autism. Trends in Cognitive Science, 8, 26-32.

Holtmann, M., Bolte, S., & Poustka, F. (2007). Autism spectrum disorders: Sex differences in autistic behavior domains and coexisting psychopathology. Developmental Medicine and Child Neurology, 49, 361-366.

Homework Organizer, www.homework-organizer.com.

Howlin, O. (2005). The effectiveness of interventions for children with autism. Journal of Neuronal Transmission, 69, 101-119.

Institutes of Medicine. (2004). Immunization safety review: Vaccines and autism. Washington, DC: The National Academies Press.

Johnson, D. J., & Myklebust, H. R. (1971). Learning disabilities: Educational principles and practices. New York: Grune & Stratton, Inc.

Joseph, R. M., McGrath, L. M., & Tager-Flusberg, H. (2005a). Executive dysfunction and its relation to language ability in verbal school-age children with autism. Developmental Neuropsychology, 27, 361-378.

Joseph, R. M., Steele, S. D., Meyer, E., & Tager-Flusberg, H. (2005b). Self-ordered pointing in children with autism: Failure to use verbal mediation in the service of working memory. Neuropsychologia, 43, 1400-1411.

Joseph, R. M., & Tager-Flusberg, H. (2004). The relationship of theory of mind and executive functions to symptom type and severity in children with autism. Developmental Psychopathology, 16, 137-155.

Joseph, R. M., Tager-Flusberg, H., & Lord, C. (2002). Cognitive profiles and social-communicative functioning in children with autism spectrum disorder. Journal of Child Psychology and Psychiatry and Allied Disciplines, 43, 807-821.

Kanner, L. (1943). Autistic disturbances of affective contact. Nervous Child, 2, 217-250.

Kinnealey, M., Oliver, B., & Wilbarger, P. (1995). A phenomenological study of sensory defensiveness in adults. American Journal of Occupational Therapy, 49, 444-451.

Kleinhans, N., & Akshoomoff, N. (2005). Executive functions in autism and Asperger's disorder: Flexibility, fluency, and inhibition. Developmental Neuropsychology, 27, 379-401.

Klin, A., Danovitch, J. H., Merz, A. B., Dohrmann, E. H., & Volkmar, F. R. (2007). Circumscribed interests in higher functioning individuals with autism spectrum disorders: An exploratory study. Research and Practice for Persons with Severe Disabilities, 32, 89-100.

Klin, A., Jones, W., Schultz, R., & Volkmar, F. (2003). The enactive mind, or from actions to cognition: Lessons from autism. Philosophical Transactions of the Royal Society Series B, 358, 345-360.

Klin, A., Jones, W., Schultz, R., Volkmar, F., & Cohen, D. (2002). Defining and quantifying the social phenotype in autism. American Journal of Psychiatry, 159, 895-908.

Klin, A., McPartland, J., & Volkmar, F. R. (2005). Asperger syndrome. In F. R. Volkmar, R. Paul, A. Klin, & D. Cohen (Eds.), Handbook of autism and pervasive developmental disorders: Diagnosis, development, neurobiology, and behavior (pp.88-125). Hoboken, NJ: John Wiley & Sons, Inc.

Klin, A., Saulnier, C., Sparrow, S., Cicchetti, D., Volkmar, F., & Lord, C. (2007). Social and communication abilities and disabilities in higher functioning individuals with autism spectrum disorders: The Vineland and the ADOS. Journal of Autism and Developmental Disorders, 37, 748-759.

Klin, A., Sparrow, S. S., de Bildt, A., Cicchetti, D. V., & Volkmar, F. R. (1999). A normed study of face recognition in autism and related disorders. Journal of Autism and Developmental Disorders, 29, 497-507.

Klin, A., Volkmar, F. R., Sparrow, S. S., Cicchetti, D. V., & Rourke, B. P. (1995). Validity and neuropsychological characterization of Asperger's syndrome: Convergence with nonverbal learning disabilities syndrome. Journal of Child Psychology and Psychiatry, 36, 1127-1140.

Lavoie, R. (1994). Social competence and the child with learning disabilities. Downloaded January 15, 2009, from www.ricklavoie.com.

Leary, M. R., & Hill, D. A. (1996). Moving on: Autism and movement disturbance. Mental Retardation, 34, 39-53.

London, E., & Etzel, R. (2000). The environment as an etiological factor in autism: A new direction for research. Environmental Health Perspective, 108, 401-404.

Lord, C., & Risi, S. (2000). Diagnosis of autism spectrum disorders in young children. In A. M. Wetherby, & B. M. Prizant (Eds.). Autism spectrum disorders: A transactional developmental perspective (pp.11-30). New York: Paul H. Brookes, Co.

Lord, C., Rutter, M., Dilavore, P., & Risi, S. (2001). Autism Diagnostic Observation Schedule (ADOS). Los Angeles: Western Psychological Services.

Lotter, V. (1966). Epidemiology of autistic conditions in young children: I. Prevalence. Social Psychiatry, 1, 124-137.

Macurdy, A., & Geetter, E. (2008). Legal issues for adults with learning disabilities in higher education and employment. In L. E. Wolf, H. Schreiber, & J. Wasserstein (Eds.), Current issues in adult learning disorders (pp.415-432). New York: Psychology Press, Taylor & Francis.

Maestro, S., Muratori, F., Barbieri, F., Casella, C., Cattaneo, V., Cavallaro, M. C., et al. (2001). Early behavioral development in autistic children: The first 2 years of life through home movies. Psychopathology, 34, 147-152.

Manoach, D. S., Lindgren, K. A., & Barton, J. J. S. (2004). Deficient saccadic inhibition in Asperger's disorder and the social-emotional processing disorder. Journal of Neurology, Neurosurgery, & Psychiatry, 75, 1719-1726.

Manoach, D., Sandson, T., & Weintraub, S. (1995). The developmental social-emotional processing disorder is associated with right hemisphere abnormalities. Neuropsychiatry, Neuropsychology, and Behavioral Neurology, 8, 99-105.

McAlonan, G. N., Daly, E., Kumari, V. et al. (2002). Brain anatomy and sensorimotor gating in Asperger's syndrome. Brain, 127, 1594-1606.

McKelvy, J. R., Lambert, R., Mottron, L., & Shevell, M. I. (1995). Right hemisphere dysfunction in Asperger's syndrome. Journal of Child Neurology, 10, 310-314.

Minshew, N. J. (2001). The core deficit in autism and autism spectrum disorders. Journal of Developmental and Learning Disorders, 5, 107-118.

Money, J., Bobrow, N. A., & Clark, F. C. (1971). Autism and autoimmune disease: A family study. Journal of Autism and Childhood Schizophrenia, 1, 146-160.

Muhle, R., Trentacoste, S. V., & Rapin, I. (2007). The genetics of autism. American Academy of Pediatrics, 113, 472-486.

Muris, P., Steerneman, P., Merckelbach, H., Holdrinet, I., & Meesters, C. (1998). Comorbid anxiety symptoms in children with pervasive developmental disorders. Journal of Anxiety Disorders, 12, 387-393.

Murphy, D. G., Critchley, H. D., Schmitz, N., McAlonan, G., van Amerlsvoort, R., Robertson, D., et al. (2002). Asperger syndrome: A proton magnetic resonance spectroscopy study of brain. Archives of General Psychiatry, 59, 885-891.

Myles, B. S. (2003). Behavioral forms of stress management for individuals with Asperger syndrome. Child and Adolescent Psychiatric Clinics of North America, 12, 123-141.

National Research Council. (2001). Educating children with autism. Washington, DC: Committee on Educational Interventions for Children with Autism, Division of Behavioral and Social Sciences and Education.

Nayate, A., Bradshaw, J. L., & Rinehart, N. J. (2005). Autism and Asperger's disorder: Are they movement disorders involving the cerebellum and/or the basal ganglia? Brain Research Bulletin, 67, 327-334.

Ozonoff, S. (1997). Components of executive functioning in autism and other disorders. In J. Russell (Ed.), Autism as an executive disorder (pp.179-211). New York: Oxford University Press.

Ozonoff, S., Pennington, B., & Rogers, S. J. (1991). Executive functioning deficits in high-functioning autistic individuals: Relationship to theory of mind. Journal of Child Psychplogy and Psychiatry, 32, 1081-1085.

Ozonoff, S., South, M., & Miller, J. N. (2000). DSM-IV-defined Asperger syndrome: Cognitive, behavioral and early history differentiation from high-functioning autism. Autism, 4, 29-46.

Piven, J. (2001). The broad autism phenotype: A complementary strategy for molecular genetic studies of autism. American Journal of Medical Genetics, 105, 34-35.

Piven, J., Arndt, S., Bailey, J., & Andreasen, N. (1996). Regional brain enlargement in autism: A magnetic resonance imaging study. Journal of the American Academy of Child and Adolescent Psychiatry, 35, 530-536.

Piven, J., Palmer, P., Jacobi, D., Childress, D., & Arndt, S. (1997). Broader autism phenotype: Evidence from a family history study of multiple-incidence autism families. American Journal of Psychiatty, 154, 185-190.

Piven, J., Palmer, P., Landa, R., Santangelo, S., Jacobi, D., & Childress, D. (1997). Personality and language characteristics in parents from multiple-incidence autism families. American Journal of Medical Genetics, 74, 398-411.

Prior, M. (2003). Is there an increase in the prevalence of autism spectrum disorders? Journal of Pediatric and Child Health, 39, 81-82.

Quigley, E. M., & Hurly, D. B. (2000). Autism and the gastrointestinal tract. American Journal of Gastroenterology, 95, 2154-2155.

Rajendran, G., & Mitchell, P. (2007). Cognitive theories of autism. Developmental Review, 27, 224-260.

Rapin, I., & Allen, D. (1983). Developmental language disorders: Nosological considerations. In U. Kirk (Ed.), Neuropsychology of language, reading and spelling (pp.155-184). New York: Academic Press.

Redcay, E., & Courchesne, E. (2005). When is the brain enlarged in autism?: A meta-analysis of all brain size reports. Biological Psychiatry, 58, 1-9.

Rehabilitation Act Section 504 (1973). http://www.hhs.gov/ocr/504.html.

Rehabilitation Act Section 508 (1973). http://www.hhs.gov/ocr/508.html.

Reichelt, K. L., Scott, H., & Ekrem, J. (1990). Gluten, milk proteins, and autism: The results of dietary intervention on behavior and peptide secretion. Journal of Applied Nutrition, 42, 1-11.

Rodier, P. M. (1998). Neuroteratology of autism. In W. Slikker & L. W. Chang (Eds.), Handbook of developmental neurotoxicology (pp.661-672). San Diego, CA: Academic Press.

Rogers, S. J., & Ozonoff, S. (2005). What do we know about sensory dystunction in autism? A critical review of the empirical evidence. Journal of Child Psychology and Psychiatry, 46, 1255-1268.

Rosenn, D. W. (1999). What is Asperger's disorder? Harvard Mental Health Letter, 16, 4-8.

Rourke, B. P. (1987). Syndrome of nonverbal learning disabilities: The final common pathway of white matter disease/dysfunction? Clinical Neuropsychology, 1, 209-234.

Russell, J. (1997). How executive disorders can bring about an inadequate theory of mind. In J. Russell (Ed.), Autism as an executive disorder (pp.256-304). New York: Oxford University Press.

Rutter, M. (2005a). Aetiology of autism: Findings and questions. Journal of Intellectual Disability Research, 49, 231-238.

Rutter, M. (2005b). Incidence of autism spectrum disorders: Changes over time and their meaning. Acta Paediatrica, 94, 2-15.

Schechter, R. C., & Grether, J. K. (2008). Continuing increase in autism reported in California's developmental services system: Mercury in retrograde. Archives of General Psychiatry, 65, 19-24.

Schopler, E., Mesibov, G. B., & Kunce, L. J. (Eds.). (1998). Asperger syndrome or high functioning autism? New York: Plenum Press.

Schuler, A. L., & Wolfberg, P. J. (2000). Promoting peer play and socialization: The art of scaffolding. In A. Wetherby & B. M. Prizant (Eds.), Transactional foundations of language intervention (pp.251-277). Baltimore: Brookes Publishing.

Schwartz-Watts, D. M. (2005). Asperger's disorder and murder. Journal of the American Academy of Psychiatry and the Law, 33, 390-393.

Shallice, T. (2001). Theory of mind and the prefrontal cortex. Brain, 24, 247-248.

Shattuck, P. T. (2006). The contribution of diagnostic substitution to the growing administrative prevalence of autism in U.S. special education. Pediatrics, 117, 1028-1037.

Shields, J. (1991). Semantic-pragmatic disorder: A right hemisphere syndrome? British Journal of Disorders of Communication, 26, 383-392.

Silberman, S. (2001, December). The geek syndrome. Wired, 9, 11. Southeastern Community College v. Davis, 442 US 397, 423 (1979).

Sparks, B. F., Friedman, S. D., Shaw, D. W. W., Aylward, E. H., Echelard, D., Artru, A. A., et al. (2002). Brain structural abnormalities in young children with autism spectrum disorder. Neurology, 59, 184-192.

Spiral Foundation. (2006). Signs and symptoms of sensory processing disorder, www.spiralfoundation.org.

Stokes, M., Nauton, N., & Kaur, A. (2007). Stalking and social and romantic functioning among adolescents and adults with autism spectrum disorder. Journal of Autism and Developmental Disorders, 37, 1969-1986.

Stratton, K., Gable, A., & McCormick, M. (Eds.). (2001a). Immunization safety review: Measles-mumps-rubella vaccine and autism. Washington, DC: National Academy Press.

Stratton, K., Gable, A., & McCormick, M. (Eds.) (2001b). Immunization safety review: Thimerosal-containing vaccinations and neurodevelopmental disorders. Washington, DC: National Academy Press.

Stuss, D. R. (2007). New approaches to prefrontal lobe testing. In J. L. Cummings & B. L. Miller (Eds.), The human frontal lobes: Functions & disorders (pp.292-305). New York: The Guilford Press.

Szatmari, O., Bryson, S. E., Boyle, M. H., Streiner, D. L., & Duku, E. (2003). Predictors of outcome among high functioning children with autism and Asperger syndrome. Journal of Child Psychology and Psychiatry, 44, 520-528.

Tager-Flusberg, H. (1999). A psychological approach to understanding the social and language impairments in autism. International Review of Psychiatry, 11, 325-334.

Tager-Flusberg, H., & Joseph, R. M. (2003). Identifying neurocognitive phenotypes in autism. Philosophical Transactions of the Royal Society of London, 358, 303-314.

Tan, A. (2007). Meeting the needs of employers. Graduan, 109-111.

Tanguay, P. (2000). Pervasive developmental disorders: A 10 year review. Journal of the American Academy of Child and Adolescent Psychiatry, 39, 1079-1095.

Tanguay, P., Robertson, J., & Derrick, A. (1998). A dimensional classification of autism spectrum disorder by social communication domains. Journal of the American Academy of Child and Adolescent Psychiatry, 37, 271-277.

Tani, P., Lindberg, N., Nieminen-von Wendt, T., von Wendt, L., Alanko, L., Appelberg, B., et al. (2003). Insomnia is a frequent finding in adults with Asperger syndrome. Biomedical Central: Psychiatry, 3, 12-22.

Tantam, D. (1991). Asperger syndrome in adulthood. In U. Frith (Ed.), Autism and Asperger Syndrome (pp.147-183). Cambridge, MA: Cambridge University Press.

Tantam, D. (2000). Psychological disorder in adolescents and adults with Asperger Syndrome. Autism, 4, 47-62.

Tantam, D., Holmes, D., & Cordess, C. (1993). Nonverbal expression in autism of Asperger type. Journal of Autism and Developmental Disorders, 23, 111-133.

Taylor, B., Miller, E., Farrington, C. P., Petropoulos, M. C., Favot Mayaud, I., Li, J., et al. (1999). Autism and measles, mumps and rubella vaccine: No epidemiological evidence for a causal association. Lancet, 353, 2026-2029.

Thierfeld Brown, L., & Wolf, L. E. (in press). Transition to higher education for students with autism spectrum disorders. In A. Klin, F. Volkmar, & S. Sparrow (Eds.), Asperger Syndrome (2nd ed.). New York: Guilford Press.

Towbin, K. E. (2003). Strategies for pharmacological treatment of high functioning autism and Asperger syndrome. Child and Adolescent Psychiatric Clinics of North America, 12, 23-45.

Tracing the origins of autism. (2006). Environmental Health Perspectives, 114, 7.

Tsatsanis, K. D., & Rourke, B. P. (2008). Syndrome of nonverbal learning disabilities in adults. In L. Wolf, H. Schreiber, & J. Wasserstein (Eds.), Adult learning disorders: Contemporary issues (pp.159-190). London: Taylor & Francis.

U.S. Bureau of Labor Statistics. (2004). Occupations with largest job growth 2004-2014. http://www.bls.gov/opub/ted/2005/dec/wk3/art04.htm.

U.S. Department of Education. (2006). Table 1-9. Children and students served under IDEA, Part B, in the U.S. and outlying areas by age group, year and disability category: Fall 1996 through fall 2005. https://www.ideadata.org/tables29th/ar_1-9.htm.

Voeller, K. (1986). Right hemisphere deficit in children. American Journal of Psychiatry, 143, 1004-1009.

Volkmar, F. M., Klin, A., Schultz, R. T., Rubin, E., & Bronen, R. (1995). Clinical case conference: Asperger's disorder. American Journal of Psychiatry, 157, 262-267.

Wakefield, A. J. (1999). MMR vaccinations and autism. Lancet, 354, 949-950.

Wakefield, A. J. (2002). The gut-brain axis in childhood developmental disorders. Journal of Pediatric Gastroenterology and Nutrition, 34, 14-17.

Walker, D., Thompson, A., Zwaigenbaum, L., Goldberg, J., Bryson, S. E., Mahoney, W. J., et al. (2004). Specifying PDD-NOS: A comparison of PDD-NOS, Asperger syndrome, and autism. Journal of the American Academy of Child and Adolescent Psychiatry, 43, 172-180.

Weintraub, S., & Mesulam, M. (1983). Developmental learning disabilities of the right hemisphere: Emotional, interpersonal, and cognitive components. Archives of Neurology, 40, 463-468.

Wetherby, A. M., & Prizant, B. M. (Eds.). (2004). Autism spectrum disorders: A transactional developmental perspective. New York: Paul H. Brookes, Co.

Williams, D. (1996). Autism: An inside-out approach. An innovative look at the 'mechanics' of 'autism' and its developmental 'cousins'. London: Jessica Kingsley Publishers.

Williams, D. L., Goldstein, G., Kojkowski, N., & Minshew, N. J. (2007). Do individuals with high functioning autism have the IQ profile associated with nonverbal learning disability? Research in Autism Spectrum Disorders, 2, 353-361.

Wing, L. (1981). Asperger's syndrome: A clinical account. Psychological Medicine, 11, 115-130.

Wolf, L. E., & Kaplan, E. (2008). Executive functioning and self-regulation in young adults: Implications for neurodevelopmental learning disorders. In L. E. Wolf, H. Schreiber, & J. Wasserstein (Eds.), Adult learning disorders: Contemporary issues (pp.219-246). New York: Psychology Press Taylor and Francis.

Wolf, L. E., Thierfeld Brown, Bork, R., & Shore, S. (2004, July). Students with Asperger's Syndrome in higher education. Presentation at the Association of Higher Education and Disabilities Annual Conference, Miami Beach, FL.

Wolf, L. E., & Thierfeld Brown, J. (2007, October). Strategic education for students with Asperger Syndrome in higher education. Presentation at the California Association for Postsecondary Education and Disability, Ventura Beach, CA.

Wolf, L. E., & Thierfeld Brown, J. (2008). Strategic education for students with Asperger syndrome (SEADS). Submitted for publication.

Wolf, L. E., Thierfeld Brown, J., & Bork, R. (2001). Asperger's syndrome in college students. Presentation at the conference of the Association for Higher Education and Disability, Portland, Oregon.

Wolf, L. E., & Wasserstein, J. (2001). Adult ADHD: Concluding thoughts. Annals of the New York Academy of Sciences, 931, 396-408.

Wolff, S., & Chick, J. (1980). Schizoid personality in childhood: A controlled follow-up study. Psychological Medicine, 10, 85-100.

Workforce2.org. Job search, resumes & job interview guide. http://www.workforce2.org/qualities-employers-look-for.htm.

World Health Organization. (1992). International statistical classification of diseases and related health problems (ICD-10th revision). Geneva, Switzerland: Author.

Wrightslaw, http://www.wrightslaw.com.

Wu, J. Y., Kuban, K. C., Allred, E., Shapiro, F., & Darras, B. T. (2005). Association of Duchene muscular dystrophy with autism spectrum disorder. Journal of Child Neurology, 20, 790-795.

Wynne v. Tufts Univ. School of Medicine, 932 F.2d 19, 26 (1st Cir. 1991).

Yeargin-Allsopp, M., Rice, C., Larapurkar, T., Doernberg, N., Boyle, C., & Murphy, C. (2003). Prevalence of autism in a U.S. metropolitan area. Journal of the American Medical Association, 289, 49-55.

Zilbovicius, M., Garreau, B., Samson, Y., Remy, P., Barthelemy, C., Syrota, A., et al. (1995). Delayed maturation of the frontal cortex in childhood autism. American Journal of Psychiatry, 152, 248-252.

Zwaigenbaum, L., Szatmari, P., Jones, M. B., Bryson, S. E., MacLean, J. E., Mahoney, W., et al. (2002). Pregnancy and birth complications in autism and liability to the broader autism phenotype. Journal of the American Academy of Child and Adolescent Psychiatry, 41, 572-579.

付録 A

認知科学理論とその臨床像

● ロレーヌ・E・ウォルフ博士

認知の問題とアスペルガー症候群

　ASにおける認知障害についていくつもの理論があるが、主に3つの理論がこの分野の主流となっている。それらは心の理論[1]、中心性統合説[2]、実行機能障害説[3]である。

　心の理論　　心の理論は自閉症スペクトラム障害（ASD）における中核的障害が「心の理論の欠如」にあると説く。言い換えれば、他人の心の中にあるものは自分の心の中のものと違うということを理解する能力である。この「共感性」[4]、「心理化」[5]、あるいは「直観的な社会知識」[6]と言われるものは、他者が何を考え、感じているかということに言及でき、それにより他人の行動を予測し理解することができる能力を言う。これが社会生活の真の土台で[4]、ASの対人的な難しさはこの能力が発達していないところからきているという人もいる。クリンはこの基本的な欠如のために、ASDの子どもは最初から社会にうまく入る合図を得ていないのだという。神経学的に正常な人々と違い、ASの人の脳は社会的な状況を自動的に受け止め理解するようにはなっていないのだ[7]。これはまたほかの人の身になって考えることができない、あるいは共感の欠如と解釈される。このような難しさが、それでなくても他人の行動の予測がつかない複雑な社会で直面する問題の根底にある[8]。ASの人は何が起こっているのか明らかなことでなければ理解できないので、推論などをせずにそのままやりとりをするのである。

---

1) Baron-Cohen, S. (1999).
2) Frith, U. (2001).
3) Ozonoff, S., Pennington, B., & Rogers, S. J. (1991).
4) Klin, A., Saulnier, C., Sparrow, S., Cicchetti, D., Volkmar, F., & Lord, C. (2007).
5) Baron-Cohen, S. (1999)., Baron-Cohen, S. (2004).
6) Tanguay, P., Robertson, J., & Derrick, A. (1998).
7) Klin, A., Jones, W., Schultz, R., & Volkmar, F. (2003)., Rajendran, G., & Mitchell, P. (2007).
8) Rajendran, G., & Mitchell, P. (2007).

「心の理論」は、社会的状況をわざと作り出すことによって実験をすることができる。たとえばいくつかの実験では、ASをもつ人が写真を見たり、テープを聞いただけでは、他人の心の状況が推し量れないことを示している[9]。一方、他の研究ではASの人たちが同様のテストをうまくこなした結果も出ている[10]。心の理論の仕事をできる能力は年齢、知能、あるいは症状の重さにもよる[11]。

実行機能の欠如が心の理論での難しさの根底にあるのかもしれないと提言する人もいる[12]。心の理論と一緒に実行機能が欠如していることがASの人に見られることはあるが、必ずしもいつもそうだというわけではない[13]。実行機能説については後述する。

テイガー・フラスバーグと彼女の同僚たちは心の理論に2つの構成要素があると述べている：1つは「社会知覚（social perception）」でありもう1つは「社会認識（social cognition）」である[14]。テイガー・フラスバーグはまた典型的な自閉症の人は両方の分野で欠如があり、ASの人は社会知覚に欠落があると述べている[15]。言い換えれば、彼らは社会的な状況において何をすべきか知っているのだが、しかし本当の意味では「得て」いないのだ。心の理論を構成する別の要素をすべて包含する1つのモデルができると、この矛盾が説明できるかもしれない。しかし、それらの研究は心の理論がASに特化した普遍的なものであることを示していないので、この理論がASの認知・社会的な困難の中核とはいうことはできないだろう[16]。

中心性統合説　この理論は、ASの人ができないことの1つとしてあげられる、大きな情報の流れを統合できない点をとらえている。この説の多くの研

---

9) Baron-Cohen, S., Wheelwright, S., Stott, C., Bolton, P., & Goodyear, I. (1997).、Baron-Cohen, S. (1999).
10) Klin, A., Jones, W., Schultz, R., Volkmar, F., & Cohen, D. (2002).
11) Channon, S., Charman, T., Heap, J., Crawford, S., & Rios, S. (2001).
12) Shallice, T. (2001).、Stuss, D. R. (2007).
13) Dawson, G., Meltzoff, A., Osterling, J., & Rinaldi, J. (1998).
14) Tager-Flusberg, H., & Joseph, R. M. (2003).
15) Tager-Flusberg, H. (1999).
16) Ozonoff, S., South, M., & Miller, J. N. (2000).、Rajendran, G., & Mitchell, P. (2007).

究で AS が知覚的あるいはその他の情報を、統括・総合する広い範囲で欠陥があると述べている[17]。ローゼンは、これは AS の人に見られる頑固さに原因があるのではないかと仮定している[18]。つまり頑固な情報プロセスの方法と、物ごとが同じであることへのこだわりによって、統合されるべき新しい情報の量が制限されるが、そのおかげで不安が最小限になると考えられる。

多くの AS の人々が細部にこだわる一方で、大きな全体像を見失う。それは彼らが忠実に情報を統合しないからだ。言い換えれば「木を見て森を見ず」ということができる。彼らは細かい情報を得て、全体に統合することなくそのままを見ている。特にそれが人の表情を読む難しさにも繋がっている[19]。心理学者たちはこれを「ゲシュタルトプロセス」、あるいは認知したものを統合し意味のあるものにする能力と言う[20]。ゲシュタルトプロセスとは背景の無関係な「雑音」の中から浮いてくる情報を分析する能力を言う。たとえばうるさいパーティの中であなたの悪口を言う人を見つける、などがそうだが、多くの AS の人はこうした領域でうまくやることに長けておらず、講義室で大事な音と雑音が聞きわけられず、耳障りな音だらけだと文句を言うのだ。

実行機能障害説　これは AS における神経認知の欠陥を実行機能障害の1つとして特徴づけるものであり[21]、内部組織システムの欠陥として現れる。筆者らは下記に述べるように、実行機能を強調するが、それはこの実行機能障害が AS の認知モデルとして最適だと信じているからではなく、実行機能の欠陥が AS 学生の大学生活での困難の中核となるからだ。また実行機能の欠陥は、配慮や修正が不可能ではなく、実際に配慮や修正をすることが学生たちの成功に大いに影響するからである。

「実行機能」という言葉はしばしば前頭葉や皮質下の脳の影響を受ける一連の行動のことを言う[22]。実行機能と関連するものとしては、内省と管理、制止、

---

17) Baron-Cohen, S. (2004)., Manoach, D., Sandson, T., & Weintraub, S. (1995)., McAlonan, G. N., Daly, E., Kumari, V. et al. (2002).
18) Rosenn, D. W. (1999).
19) Klin, A., Sparrow, S. S., de Bildt, A., Cicchetti, D. V., & Volkmar, F. R. (1999).
20) Baron-Cohen, S. (2004)., Rajendran, G., & Mitchell, P. (2007).
21) Hill, E. L. (2004)., Ozonoff, S. (1997).
22) Wolf, L. E., & Kaplan, E. (2008)., Wolf, L. E., & Wasserstein, J. (2001).

計画、柔軟さ、そして喜びの欠如などが挙げられる[23]。言葉を変えると、実行機能は個人がより成熟し、前向きに考え、目の前の不安や報償から少し距離を置くことである[24]。

　計画したり、変化させたりといったよく知られる認知実行プロセスに加えて、感情、動機づけ、社会感情の機能を制御するシステムが並行して存在する[23]。このシステムが認知実行機能を司り、本質的な目標（適応したり変化したり）、感情の制御をし、自己認識などに従ってものごとを順序づけ、目標を設定し、行動を微調整する[25]。最終的にこの調整システムが言語機能と結びつく。

　世界でうまくやっていくために、大人はルールのある行動の仲介役として言語を使う。たとえば言語を使って仕事を続けるように自分に言い聞かせるし、心の声で自分を励ます。「独り言」を使って、記憶の中の規則や目標に応じる。言語が使われることで私たちは社会のルールを知り、行動が導かれる。たとえば上司と、寮の友人たちとでは、電話の対応が全く違うように。このような調整と実行機能を使って行動しながら、言葉を使う能力は人生とともに成長し、子どもたちもそれから学び、大人の世界の規則を自分にも取り入れていく。

　アスペルガーと実行機能　　実行機能障害は、特に社交や言語においてASの人に見られる、しなやかさの無さに影響しているかもしれない。衝動の制御、集中の維持、変化、制限の欠陥がASの人たちに見受けられる[26]。ある研究では、ASDの子どもたちは行動を制御するルールを作るための言葉を使わない、という結果も出ている[27]。言い換えると、彼らは行動を規制する「独り言」を使わないということだ。

　これらの研究を合わせると、ASは実行機能の選択的な欠陥で特徴づけられるかもしれない。たとえば効果的なやり方に変更、あるいは新しく生み出す際

---

23) Stuss, D. R. (2007)., Wolf, L. E., & Kaplan, E. (2008).
24) Barkley, R. A. (1997)., Wolf, L. E., & Wasserstein, J. (2001).
25) Stuss, D. R. (2007).
26) Manoach, D. S., Lindgren, K. A., & Barton, J. J. S. (2004)., McAlonan, G. N., Daly, E., Kumari, V. et al. (2002).
27) Joseph, R. M., McGrath, L. M., & Tager-Flusberg, H. (2005a)., Joseph, R. M., Steele, S. D., Meyer, E., & Tager-Flusberg, H. (2005b).

に必要な説明（言葉）[28]における説得力の低さ、そして仕事が新しく複雑なときに実践的な言語を使うことができないこと[21]である。つまりASの制御の問題は、実行機能（統合や総合の不備、頑なさ、大きな見通しのなさ、計画、変更、制限や順序づけ）と自己規制（他の人の立場で話す、社会的手段、着手や方向付けや動機付け）の両方に関係するといえよう。

症状の発達段階

初期の段階

ASの段階や現れ方は年齢によって大きく変わる。振り返って後になってからASDと診断される赤ん坊たちは、小さい時にすぐに泣きわめき、簡単に刺激過多になったと言われることがある。しかし、赤ん坊や幼児において、後にどの子がASDと診断されるか、という早い時期での予兆というものは見つかっていない。応えるような笑みや目合わせがなかったとか、社会的なアプローチへの応答（立ち去ったり泣いたり）がなかったという親もいる。睡眠や食事が問題だったという人もいる[29]。家族の初期時代のデータを集める研究は続行中で[30]、いつかはASDの目印を見つけるかもしれない。初期の段階のパターンとしては通常の発達の印、たとえば友達と一緒に遊ぶ、一緒に物に興味をもったり、他の子どもに興味をもつなど、がないということが特徴といえるだろう[31]。

他の自閉症の診断に比べて、ASは幾分後になってから診断がつけられる。一般的に10歳か11歳頃だ[32]。典型的な自閉症の子どもをもつ親は大体18ヶ月ころに症状に気づく。しかし後年ASの診断がつく子どもの親はしばしば3歳までは症状に気がつかない[33]。初期の症状があっても、自分も子どもと同様

---

28) Kleinhans, N., & Akshoomoff, N. (2005)., Hill, E. L. (2004).
29) Lord, C., & Risi, S. (2000).
30) Maestro, S., Muratori, F., Barbieri, F., Casella, C., Cattaneo, V., Cavallaro, M. C., et al. (2001).
31) Carpenter, M., Nagell, K., & Tomasello, M. (1998)., Charman, T. (2003)., Lord, C., & Risi, S. (2000).
32) Frith, U. (2004).

の自閉症的な気質がある親は、その行動を異質とは見なさないと推測されている[32]。さらに子どもに優れた言語能力があるため両親や小児科医は自閉症スペクトラムであるという診断をせずに、難しい行動や学習の問題から注意欠如障害や学習障害と診断をつけることがある。非定型の症状についての認識が高まっていることからこの診断の状況も今は変わりつつある。

初期の子どもの症状としては早熟な言葉づかい、遅延性反響言語(テレビ番組や会話から覚えた言葉を時間がたった後でも繰り返す)、高度に体系化された関心ごと(車やおもちゃを並べるなど)、儀式や特別な興味への固執、反復しての遊び、ごっこ遊びの欠如などがある。他の子どもと遊ぶことにはほとんど、あるいはまったく興味がない。一方、過度に空想力があり知的に優れているという子どももいる。彼らの遊びは「(自分が)何かになる」ような「ごっこ」でなく、空想そして言葉を元にしたものになる。異常な反射、足取りやバランスの危うさ、そして歩きの遅さなど動きのぎこちなさや遅れが、社会的あるいは言語の症状よりも先に現れるかもしれない[34]。手をぱたぱたさせる、じっと見つめる、あるいは物をまわすなどの常同行動もあるが、年齢とともにこの傾向は消えていく。自分の親や世話をしてくれる人を含めた顔への認識の乏しさがある[35]。当然のことながら、表情やコミュニケーションのためのジェスチャーの使用にも幅がない。このような早い段階からの社会スキルや社会認知の欠落が、初期に見られる症状といえる[36]。

他にも早い段階で感覚の問題があるかもしれない。それは大きな音に驚いたり、匂いを嫌がったり、触られることの拒否(撫でられたり抱きつかれること)などがある。感覚を統合することに重度の困難を感じる子どももいて、お風呂、洗髪、トイレの練習などの日常の世話が耐えられない。症状は状況により増え

---

33) Chakrabarti, S., & Fombonne, E. (2001)., Frith, U. (2004).
34) Leary, M. R., & Hill, D. A. (1996)., Nayate, A., Bradshaw, J. L., & Rinehart, N. J. (2005).
35) Dawson, G., Meltzoff, A., Osterling, J., & Rinaldi, J. (1998)., Klin, A., Sparrow, S. S., de Bildt, A., Cicchetti, D. V., & Volkmar, F. R. (1999).
36) Baron-Cohen, S., Ring, H. A., Wheelwright, S., Bellmore, E. T., Braymer, M. J., Simmons, A., et al. (1999).

たり減ったりする。慣れない場所や刺激が強いところでは症状が増え（誕生日パーティ会場、家族のお祝いの席、レストラン、サーカスなど）、自宅や保育所などのよく慣れた環境では症状が減る。この症状が、世話をする人や親せきなどを困惑させてしまう。周囲の人はこれらの症状が感覚的社会的な環境によって飽和状態になっているために表出されているとは理解せずに、甘やかされた子どもがそれがわがままな行為であるということをわかったうえでしている、とみなしてしまうのだ。

小・中学校時代

　小さいときは、一般的な発達上の指標の「欠損」が注目されるのに対して、年齢が高くなると一定の指標が「過度」にあることが注目される（過度に繊細、反復する言葉あるいは強迫的な遊び方など）。欲求不満耐性の低さや友人たちとの関係の難しさは、子どもが学校環境に入ってから年を追って増えていく。環境が柔軟さを求めていく時に、逆にますます頑固になり不安が高くなっていく。

　中学時代になると、社会、友人との葛藤がますます顕著になる。子どもたちはいじめの犠牲者となり、社会的に過小評価され、引きこもりがちになる。さらに学校は、順序立てて勉強することを要求するので、自分で独立してすすめる学習は実行機能障害のある AS の子どもにはますます難しくなる。

　早い時期に優れた読書能力がある子どもは早くには診断がつかず、逆に問題行動で認識されることがある。非言語性の学習障害は 10 歳くらいで現れる。そして対人的な難しさと勉強のプレッシャーが、結果として反抗的行動をもたらすのである。これらの要因から統合的な診断が必要とされることがあり、最終的には正確な診断にいたる。

高校時代

　多くの AS の大人は高校時代が人生の中で最悪の時期だと言う。社会的なプレッシャー、友達との関係、見た目や着るものへの思い入れ、クラブ、徒党を組んだり、デートをしたりなど、高校時代には多くの違った景色がある。AS の青年は、友人や恋人を欲しているのに仲間はずれにされたり、すげなく断られたりするかもしれない。しかしながら、1 人か 2 人は、長く付き合いの続く

友人を見つける人もいる。付け加えておくと、教室や自宅に大人の監督者が少なくなるので、いじめを受けたり犠牲者になる可能性が増える。

枠組みが弱まるのに学業が難しくなることによって、初めて学習能力の欠陥に焦点が当たるかもしれない。計画、タイムマネジメント、その他実行機能における困難が、高校時代の学習の努力をだめにするかもしれない。注意力の問題も同様に目立つ[37]。この時点で学生はうつ的になったり引きこもりになったりするが、自殺企図もASの学生では珍しくない。精神科領域の問題がこの年齢の男の子たちにとって顕著になってくる[38]。睡眠障害もよく見られ、それが青年期や大人のASの感情的な苦悩や全体的な機能低下へとつながる[39]。

大学生

ASの多くの学生が高校時代に比べて大学時代はずいぶん楽になったという。大学年齢の学生たちは個人の違いに寛容であり、共通する興味をもとに友人を見つけることができる。それでもやはり、目立ってしまう行動がこの年齢のAS学生に見られる。

コミュニケーションの難しさ、乏しい目合わせ、一般的でない体の動きは、ASの青年にみられる第一の特徴だ。ASの彼や彼女は直接に話しかけられると黙って答えないかもしれないし、社交的な軽い話にはのれない。これが奇妙に見えることがあって、大学の新しいルームメートや寮の友人が気楽に、彼を知ろう、何に興味があるのだろうと近づくことを難しくさせる。

ASの大人はしばしば自己陶酔あるいは自分勝手、相手への無関心を示すと言われる（彼らは一般に、友人や伴侶を望んでいるにも関わらず）[32]。ASの人は会話の相手の話を聞いているようにみえないし、飽きていて、失礼で、よそよそしいと見られる。さらに堅苦しく時代遅れの言葉使いや、聞かれたことをおうむ返しにするのは他の若者にとって、ちょっと違う変な人に見えるだろう。また時にはASの学生はじっと凝視をしたり近づきすぎたりするので、「怖い」

---

37) Attwood, T. (2007).
38) Holtmann, M., Bolte, S., & Poustka, F. (2007).
39) Tani, P., Lindberg, N., Nieminen-von Wendt, T., von Wendt, L., Alanko, L., Appelberg, B., et al. (2003).

と恐れられることもある。

　ASの若者は、会話が終わって立ち去るべきだという合図のシグナルを間違って理解することもある。社会的なサインを間違って読むことは、「変わり者」で「違う人」として認識される。自分の興味のある話を止めて相手の興味の話を聞く、などの相互のコミュニケーションができないことは、社会からの拒否にも繋がる。こうした経験が繰り返されてやる気をなくし、慣れない場所でのストレスや困惑、情報過多が重なれば、重症なうつ病を引き起こす。だからうつ病や慢性的な不安障害がASの青少年期によく見られることは驚くことではない[40]。

　「心の理論」の欠如によってASの青少年は、他の人の気持ちになること、他の人の経験に共感すること、他の人の視点になったり共有したり協力したりということが完全には難しい。それが自分勝手で冷たいと見られる本質なのだ[41]。これが強迫的な興味やある分野の思い込みと一緒になると、共感したり、互恵的な友人関係をもつことが難しくなる。実際、この共感のなさがASの若者が意味のある対人関係を経験できなくさせてしまうのだ。

診断とアスペルガー症候群

　ASDの子どもたちは、ほとんどが2歳か3歳までに専門家に紹介されるが、症状の重さや発達段階での変化によってそれよりも遅くなることもある。主として、言語の発達の遅れ（発達段階を飛ばすケースもある）やその関連（協調する遊びに興味がない）が、幼い子どもが診断を受けに来る理由である。大きくなると、学習の問題や反抗的な行動が診断に訪れる一般的な理由となる。さらに10代になるとうつ病、不安、社会とのかい離、やる気のなさを理由として受診することが多い。

　さまざまな専門家によって評価されることが適切な診断のためには重要である。子どもや青年の評価チームは、理想的には神経心理学者、言語聴覚士、作

---

40) Ghaziuddin, M., Ghaziuddin N., & Greden, J. (2002)., Green, J., Gilchrist, A., Burton, D., & Cox, A. (2000)., Holtmann, M., Bolte, S., & Poustka, F. (2007).
41) Frith, U. (2004)., Tantam, D. (1991).

業療法士と学業の専門家が必要だ。行動神経学者、精神科医、そして小児神経科医にも相談があるかもしれない。重症の自閉症が見逃されることはまずないが、ASのような軽度な場合はしばしば誤診されることがある。早い段階で専門家のチームが介入することによって、正しい診断を得ることができる。治療プランがより早く作られるほど、それがより包括的なものであるほど、予後は良い。

評価方法とそこからわかること

ASの人が受けるアセスメントの詳細は、彼らがさまざまな状況で経験する困難を理解することに役立つ。私たちは、DSスタッフにすべての評価を注意深く見ることを勧めている。なぜなら、それぞれの評価内容が学生の理解をさらに確実なものにしてくれるからだ。ここでは手短にそれらの評価について論じたいと思う。

スピーチと言語　この分野の評価は青年になる前の子どもに一般的に行われる。特に語用性言語障害が起こっている場合に有効だ。この評価は、社交に用いる言葉や会話の改善を促すだろう。言語聴覚士の多くは、語用性言語障害や過読症のようにASに付随するか、ASと似た状況の診断に多くの経験をもっている。

包括的なスピーチと言語については、聴覚のテストと、表出性言語と受容性言語の両方が評価される。スピーチの語用性、また非言語の部分と合わせて、言葉や音の受容、言葉づかい、文法の理解と使用、言語の組み立てのレベル、談話の組み立て、会話の容量などが評価されるのである。他にも大学での学習をひどく妨げる、語用性の難しさや言語の組み立てのレベルやその元となっているものについての重要な情報が得られる。言語をプロセスする難しさがあれば、ノート・テイキングとともに、口頭指示の明確化や文章化された指示などの配慮が必要となる。言語聴覚士の多くは、子どもと大人の実行機能の欠陥の改善のためになすべきことを知っており、必要に応じて彼らの支援が得られるようにするべきだ。

作業療法（OT）　作業療法を必要とするとの診断は、ASの子どもたちによ

く見られる。多くの作業療法士は特にASのような状態の、感覚の統合障害（sensory integration dysfunction）や神経統合運動障害（motor dyspraxia）の子どもの評価をする教育を受けている[42]。徹底したOT評価は、出現している感覚や運動の難しさを明らかにし、介入の見立てをする。特に有用なのは「センサリーダイエット」という、個人がもつ感覚の繊細さの推測と、その影響を少なくして適応しやすくするための提案である。これらは蛍光灯のかわりに白熱灯を使ったり、教室の芳香剤の匂いを軽くしたり、講義を静かな環境に移すなどを含む。

心理教育アセスメント　このタイプの評価は知的障害の評価と診断に近い。一般的には知的障害の学生が受ける特別支援教育への適格性をはかるIQ知能検査に限定されている。ASの大学生は普通の知的障害者ではないため、この評価では限界があり、あまり役に立たない（もしこれが唯一の知能と学習成果の測定方法でない限り）。

　学習についての深い分析をもたらすのはもっと高度な心理教育評価で、それは学習の弱みを理解するのに有用だ（たとえばよく知らない言葉と知っている言葉をわける能力など）。心理教育的な評価はたとえば、精神、医療の状況など、併存する障害の評価をしない[43]。つまり、ASを正確に診断することは難しい。

心理アセスメント　典型的には知能とパーソナリティを評価する。知能は伝統的なIQ知能検査で評価する。パーソナリティの測定には、さまざまな評価尺度や、面接、ロールシャッハのような投影法テストを用いる。このタイプの診断は個人の感情的心理的機能を明らかにするものである。いくつかのケースでは精神科的な診断がつけられる。他には、葛藤のあるところだけに焦点をあてて評価し、正式な診断はつけないものもある。私たちはこの評価は、心理学者がASの診断をするための正式な教育を受けていないなら（標準の診断尺度については下記に述べる）、特にASの正式書類として役立つとは思わない。

神経心理アセスメント　私たちが適切だと思うのは、この資料である。神経心理学者は脳―行動学障害を診断する進んだ教育を受けている。この専門家

---

42) American Occupational Therapy Association. (2008).
43) Gillberg, C., & Billstedt, E. (2000).

たちは発達学、医療、家族歴、臨床（精神科）と(a) AS の診断、あるいは(b)他の専門家によって診断を受けた機能的な欠陥の根拠となっているテスト結果、を統合することができる。たとえば、神経心理学者は症状が AS による欠陥の部分と、それがまた同時に睡眠障害やうつ病を併発している、というようなことを見つけることができる。

　徹底した神経心理学者の評価には個人の集中力、認知、感覚のプロセス、運動機能、運動計画、言語と口頭の能力、非言語と空間的なスキル、既往、複雑な問題の解決、そして実行能力、また合わせて知能や学習の到達度などが含まれる。結果は詳細な個人、家族、医学そして精神科歴などの背景に合わせて分析されている。これらの内容にはさまざまな医学、医学外の介入、徹底した修学上の配慮の勧めが書かれている。

　精神科のアセスメント　　これは医療の専門家が行うもので、このタイプの評価は一般的にインタビュー、生育歴、評価尺度の組み合わせで構成されている。多くの標準化された評価尺度、たとえば自閉症の診断スケジュール[44]や、大人の場合は成人用アスペルガー評価[45]が使われる。多くのコミュニティにおいて、大人になった AS の診断に習熟した精神科医を見つけることは難しい。研究や研修機能をもった大きな医療センターがない地域では、特にそうだ。私たちの地域（米国マサチューセッツ州）では、この領域を専門とする著名な精神科医に会おうとする青少年は約 3 年待たなければならない。研鑽を積み、自閉症スペクトラム障害の治療に長けた精神科医が増えることが望まれる。

　AS の診断だけでなく、精神科領域のアセスメントは、不安、パニック障害、うつ病、自殺企図そして強迫性障害といった精神的心理的状況の診断と治療に欠かせない。すべての大人の AS は、感情が不安定になる移行期や、うつ病や不安障害の既往や家族歴があるときには精神科医に診断をしてもらうことを強く勧めたい。

---

44) Lord, C., Rutter, M., Dilavore, P., & Risi, S. (2001).
45) Baron-Cohen, S., Wheelwright, S., Robinson, J., & Woodbury-Smith, M. (2005).

治療と介入

ASのほとんどの人は、いくつもの治療を受け、あるいは受け続けている。大事なのは、少しでも早く集中した介入を行うことが効果的だということだ[46]。だから私たちは、15年以上もの間、必要に応じてさまざまな介入を受けてきた大学生たちに会うことがある。ここでは手短にASの若者が過去に受けた、また今受けている一般的な治療や介入について述べたいと思う。

薬の処方

ASの青少年や大人は症状のコントロールのために薬を処方されることがある。これは特に危険な行動があるとき（暴力あるいは自傷など）、強い不安障害、あるいはうつ病があるときなどが多い。多くのASのある青年が抗うつ剤、亢進剤、そのほかの集中を高める薬や抗不安剤あるいは抗精神病薬を処方されている[47]。

教育的な介入

公式あるいは非公式の教育プランに沿って、多くの学生は認知改善専門家のトレーニングを受けたり学力の向上のためにチューターを利用したりしている。こうした支援は学区が無料で提供することがほとんどだが、大学生になるとこの種の支援は自費となり、家族の余分な出費となる。AS学生にとって教育コーチの必要性は非常に高く、DS室の情報提供や大学のチューターサービスではまかないきれず、コミュニティにある他のリソースが必要とされる場合もある。

もし学生がこの手の個人サポートに馴染んでいるなら、その支援を、カギとなる移行期にも続けることを勧める。認知や調整の方策（時間管理、順序立てる、宿題を小分けにする、追跡する、フィードバック、など）は早く取り組むことが望ましく、大学への移行期へと続く。チューターは、ASの学生がいろいろな方策を柔軟に使えないこと、実行機能や認知の欠陥のために、教えられた方策にいつ切り替えればよいのかがわからない、ということに気付かなけれ

---

46) Howlin, O. (2005).
47) Findling, R. L. (2005)., Towbin, K. E. (2003).

ばならない。

心理セラピー

対人関係を築き洞察を得るということが高い水準で求められるため、ASの若者は内省的な心理セラピーには不向きと言えるだろう。しかしながら認知行動療法は症状を軽くする上で大変効果がある[48]。ストレス軽減、あるいはストレス管理の方法も役に立つ。特にもしそれらが、プログラムあるいはシナリオになった形で教えられればとても有効だ。また社会スキルトレーニングによって、モデルとなる行動を真似したり応答のシナリオを学ぶ大学生は多い。大学のカウンセリングセンターで研修を行い、彼らにAS学生の治療のニーズを認識して対応してもらうのが良い方法だと思われる。

補助的なサービス

もっと早い時期か、時には大学に入ってからでも、ASの学生には言語聴覚士のセラピー、作業療法あるいは理学療法などの補助的サービスが役立つ。語用法のグループは10代を通じて役に立つ[49]。グループの参加者は、社会的コミュニケーションを学び、支持的なグループの中で互いの言語行動をどのように捉えるかを学ぶ。これが青年期に入ってからの社会的コーチングの利用へと続くことがある。

作業療法士から感覚統合セラピーを受けることは、子どもの感覚の繊細さや嫌悪感を減らすのには役立つが[42]、大人になってからも役に立つというデータはない。しかしながら「センサリーダイエット」のアセスメントを受けて、どのように感覚過多をみつけるか、どう処理するかを学ぶのはよいかもしれない。作業療法による微細、粗大運動障害、手書きや運動企画は子どもにとっても役立つが、一方でいくつかの研究では大人にも有益だとされている[50]。

代替の治療

そのほかの代替の治療としては食事制限(カゼイン、グルテンなし食事療法)、

---

48) Myles, B. S. (2003).
49) Abele, E. (2006).
50) Kinnealey, M., Oliver, B., & Wilbarger, P. (1995).

付録A 認知科学理論とその臨床像

ビタミンやミネラルの補助食品、解毒、キレート化、脳波の神経フィードバック、アーレン・レンズの眼鏡[51]、聴覚統合セラピー、視覚セラピーなどがある。多くの代替治療は、問題の理由となるものを考えて作られている（例：キレート化による体の中の重金属の解毒、あるいは聴覚を再訓練することにより脳波の統合が改良されるなど）。多くのウエブサイトやその実行者が成功について書いている。障害のある子どもの家族は特に、子どもが治るかもしれないという宣伝に弱いものだ。残念ながら宣伝の通りかもしれない代替治療と、根拠のない他の治療の違いを見つけることは難しい。

　私たちはASの代替案の中で科学的に研究され、査読がついた論文誌に載ったものを知らない。多くの保険会社はこれらを医学的に認められた介入とはしていないし、いくつかの専門組織（アメリカ言語聴覚士協会やアメリカ眼科学会など）はこうした治療の効果を否定する（付け加えるなら、感覚統合セラピーの多くもこのカテゴリーに入ると考えている）。多くの代替治療は害がないが、時にはあまりよくないものもある。

　代替治療について反論することが私たちの目的ではない。私たちはすべての治療を注意深くみており、家族やその他の人たちにもしっかりリサーチをすることを勧め、科学的・非科学的な文献を読むのを専門家に手伝ってもらい、このような介入をする前に医師ら専門家のアドバイスを受けることを勧めている。

51）光に対する感受性が強すぎる人のためのカラーレンズ眼鏡

付録 B

基本的な科学知識

● ロレーヌ・E・ウォルフ博士

病　因

今ではアスペルガー症候群（AS）が遺伝的な神経発達障害であることはよく知られている。稀だが、同様の症状が脆弱 X 症候群、結節硬化症やデュシェンヌ型筋ジストロフィーなどの医学的要因で起こることも知られている[1]。過去の論文を理解する上での大きな問題は、1994 年まで AS の診断基準がなかったことだ。それゆえ、現在の診断基準に合っていない被験者が含まれているかもしれず、初期の文献を引用するのは難しい。

遺伝上の仮説　　AS の病因に遺伝要因があることを多くの証拠が示している。すべての神経発達障害と同様に、遺伝感受性（自閉症感受性遺伝子あるいは複数の遺伝子）といくつかの（まだよく知られていない）環境要因が複雑に関係しているようだ[2]。AS はハイテク関係の人々が多い地域、つまり米国北東部やシリコンバレーで急増していることから、「オタク症候群」とも呼ばれている[3]。これらの人々が自閉症の軽度の変位体をもち、その遺伝子を子孫へと伝えているとさえ言い切られている。

研究者の中には、この増加現象は「同類交配」あるいは同類あい招くといったものだ（スペクトラムの人たちはスペクトラムの人たちと結婚する）[4]、と言う人もいる。奇妙さや孤独さをもつ男女の、そうでなければ結婚や子育てから除外されるような AS の男女が、今やハイテク業界で一緒に働き、自閉症の子孫を生んでいると論ずる人もいる[3]。実際、AS の人の父親も祖父（母方も父方も）も技術者であるという確率は一般の 2 倍と言われ、この仮説に信憑性を与えている[4]。

1） Wu, J. Y., Kuban, K. C., Allred, E., Shapiro, F., & Darras, B. T.（2005）., Rutter, M.（2005b）.
2） Ashwood, P., & Van de Water, J.（2004）., Bailey, A., LeCouteur, A., Gottesman, U., Bolton, P., Simonoff, E., Yuzda, E., et al.（1995）., London, E., & Etzel, R.（2000）.
3） Silberman, S.（2001, December）.
4） Baron-Cohen, S., Wheelwright, S., Stott, C., Bolton, P., & Goodyear, I.（1997）., Baron-Cohen, S., Wheelwright, S., Robinson, J., & Woodbury-Smith, M.（2005）.

双子の研究では自閉症スペクトラム（ASD）の人が同じ遺伝子を有していることが明らかにされている。一卵性（同じ遺伝子をもつ）では双子の一人がASDである場合、もう一人もASDになる可能性が高い[5]。一卵性双生児の両方が自閉症になる確率は92％（古典的自閉症か軽度な変異体）で二卵性双生児の場合は10％だ[6]。双子のうち一人が自閉症にならないということは、遺伝はあっても何か別の環境因子もあったことを示している。

　自閉症でない方は、しばしば社会性とコミュニケーションの不足を含む軽度の認知障害をもつことがある。二卵性双生児を含む兄弟が自閉症となる確率は、一般の人が自閉症になる可能性よりも高い[7]。さらに自閉症の人の兄弟は「広義自閉症表現型」としてしばしば表される軽度なタイプをもっているかもしれない[8]。自閉症の気質は、自閉症とは診断されていない親戚の人にもあるかもしれない。つまり、統合失調症のような他の遺伝的神経発達障害のように、広義自閉症表現型が遺伝し、二次的な環境因子があり、そして自閉的感受性遺伝子をもつ個人が生まれることがあるのだ[8]。

　ピブンと研究者たち[7]は、複数の自閉症の人がいる家族の両親は次のような人格的特徴をもっていると発表した。それはよそよそしい態度、頑固さ、不安、親しい友人の少なさ、語用言語の問題、非言語的な合図を読む難しさ、そして計画や物事を変える難しさ、などだ[9]。そしてピブンは広義自閉症表現型の特性として4つの特徴をあげている。A）コミュニケーションの欠如　b）認知の欠如　c）不安で頑なな行動　d）社会性の欠如だ。これは自閉症の表現型を、社交時の沈黙、語用言語の困難、そして変化することへの抵抗、とした研究結

---

5) Bailey, A., LeCouteur, A., Gottesman, U., Bolton, P., Simonoff, E., Yuzda, E., et al. (1995)., Folstein, S., & Rutter, M. (1977).
6) Dawson, G., Webb, S., Schellenberg, G. D., Dager, S., Friedman, S., Aylward, E., et al. (2002).
7) Piven, J. (2001)., Piven, J., Palmer, P., Jacobi, D., Childress, D., & Arndt, S. (1997a)., Piven, J., Palmer, P., Landa, R., Santangelo, S., Jacobi, D., & Childress, D. (1997b).
8) London, E., & Etzel, R. (2000).
9) Piven, J. (2001)., Piven, J., Palmer, P., Landa, R., Santangelo, S., Jacobi, D., & Childress, D. (1997b).

果[10]と同様である。早い時期での言語障害や遅れ、口語が流暢でないこと、反復する行動、鬱、不安が両親や兄弟にも見られる[11]。

　自閉症の人の親戚（双子、兄弟、両親、祖父母）で自閉症でない人にもその気質があるといえる。それは、顔の見分け、社会的な動機付け、模倣、記憶、実行機能（計画や融通）そして言語（特に語用言語や個別の言葉の音のプロセス）などの難しさである[12]。色々な研究があるが、方法の違い（インタビューによって親族を評価させるもの、直接に査定したもの等）[13]があり、全ての研究が同じ結果を示しているわけではない。また自閉症の人の親に軽度な自閉症の特徴があるという事実は、「母親の感情的拒絶や冷たさが自閉症を生み出す（いわゆる冷蔵庫マザー）」といった古い害のある仮説が間違っていることを示している[14]。

　気質が家族内に集中することが、関係する遺伝子のメカニズムについて多くのヒントを与えてくれる。自閉症の遺伝子候補とされる遺伝子が複数の染色体で見つかっている。いくつかの研究は、自閉症スペクトラム障害のそれぞれ違う特徴に影響する複数の遺伝子の相互作用が、自閉症の全体像を紡ぎ出しているのかもしれないと提言している[15]。そうした可変性のせいで、ASの症状に様々な変異があるのかもしれないのだ。

　非・遺伝的な仮説　すべての人がASを遺伝による障害だと思っているわけではない。非・遺伝的な説も、多くのメディアと政府から注目されている。いくつかの分野は科学的な観点からよく研究されているが、一方そうでない、

---

10) Folstein, S. E., Gilman, S. E., Landa, R., Hein, J., & Santangelo, L. S. (1999).
11) Bailey, A., Palferman, S., Heavey, L., & LeCouteur, A. (1998)., Bolton, P., Macdonald, H. M., Pickles, A., Rios, P., Goode, S., Crowson, M., et al. (1994).
12) Bolton, P., Macdonald, H. M., Pickles, A., Rios, P., Goode, S., Crowson, M., et al. (1994)., Dawson, G., Webb, S., Schellenberg, G. D., Dager, S., Friedman, S., Aylward, E., et al. (2002).
13) Piven, J. (2001).
14) Bettelheim, B. (1967).
15) Dawson, G., Webb, S., Schellenberg, G. D., Dager, S., Friedman, S., Aylward, E., et al. (2002)., Muhle, R., Trentacoste, S. V., & Rapin, I. (2007).

あまり厳密に研究されていないものもある。非・遺伝的な説は、環境の影響など複数の影響を引用しながら論じている。それは特異な免疫システムであったり、食生活や食物アレルギー、過剰診断、ワクチン注射、チメロサールあるいは水銀への暴露などである[16]。ただ、環境の危険要因があるとしても、遺伝子の可能性を排除していないことを指摘しておくことが重要だ。言い換えると、環境の危険因子は、遺伝的な基盤のある個人に作用しているということである。それぞれの危険要因が、違う人間に違うように影響を与えている、という言い方もできるだろう。

周産期合併症　産科の合併症は複数の研究で発表されている。自閉症の子どもの母親は高い確率で合併症があったという報告がある。高齢出産、出血、子宮内の炎症、胎児仮死などはその一部だ[17]。興味深いことに出産の合併症があるほど、高機能よりも低機能の子どもが生まれている[18]。しかしながら、出産の合併症は遺伝子的に特異な妊娠の結果なのであり、出産の合併症が自閉症を生み出したと簡単にいうことはできない[19]。

医学的な状況　一般的ではないが、自閉症の診断が、デュシェンヌ型筋ジストロフィー、脆弱X症候群、代謝異常など医学上の問題と関係していることがある[20]。医学的な病因はASよりも古典的自閉症や知的障害において報告されることが普通だ[21]。そうはいっても医学診断が自閉症と関係している例は、少ない数に過ぎない[22]。

---

16) Bolton, P., Murphy, M., Macdonald, H., Whitlock, B., Pickles, A., & Rutter, M. (1997)., Croen, L., Grether, J., Hoogstrate, J., & Selvin, S. (2002)., Evers, M., Novotny, S., & Hollander, E. (2003)., Geier, M. R., & Geier, D. A. (2003).
17) Glasson, E. J., Bower, C., Petterson, B., de Klerk, N., Chancy, G., & Hallmayer, J. F. (2004)., Rutter, M. (2005a).
18) Glasson, E. J., Bower, C., Petterson, B., de Klerk, N., Chancy, G., & Hallmayer, J. F. (2004).
19) Bolton, P., Murphy, M., Macdonald, H., Whitlock, B., Pickles, A., & Rutter, M. (1997)., Rutter, M. (2005a)., Zwaigenbaum, L., Szatmari, P., Jones, M. B., Bryson, S. E., MacLean, J. E., Mahoney, W., et al. (2002).
20) Gillberg, C. (1992)., Gillberg, C., & Coleman, M. (1996)., Rutter, M. (2005a).
21) Barton, M., & Volkmar, F. (1998).
22) Rutter, M. (2005a).

自己免疫反応　　自閉症スペクトラム（ASD）の人の神経システムの発達に自己免疫が影響したという研究報告もある[23]。自己免疫疾患（甲状腺障害やループスなど）がASDの人の家族（特に母親）から高い頻度で報告されている[24]。母親の抗体が発達中の中枢神経システムを攻撃したという人もいる[25]。しかしながら、すべての研究が、ASDの一親等の家族に高い確率で自己免疫障害があるということを示しているわけではない[26]。そして母親の自己免疫疾患が自閉症発現の大きなリスク要因だということはあり得ない[27]。

馴染み深い自己免疫障害のグループに加え、ASDの人はしばしば、自分の脳のプロテインを標的にする抗体を含む、免疫異常調節があるという研究もある[28]。早期の脳の発達には免疫システムが機能しており、発達上の変化をもたらす一方[23]、自己免疫と自閉症の関係はまだ不透明だ[29]。抗体が自閉症の原因を作るというよりも、実は非特異的な脳の異常の目印であるにすぎないのかもしれない[23]。

自己免疫反応はまたASDの人の腸管に影響しているという仮定もある。それゆえに、自己免疫大腸炎やその他の腸の障害はASDで一般的だ[30]。腸の細胞に対する抗体が見つかっており、異常な免疫が自閉症を起こすという説を導いている[31]。環境上の毒素が免疫の反応を増やし、脳の発達に影響を与えているという説もある[23]。また胃腸の自己免疫の状態が環境やその他の毒素を血管内にいれるのを許しており、その結果、脳の発達が妨げられているという説もある[34]しかしながらこの仮説は支持を得ていない[32]。

---

23) Ashwood, P., & Van de Water, J. (2004).
24) Money, J., Bobrow, N. A., & Clark, F. C. (1971).
25) Croen, L. A., Grether, J. K, Yoshida, C. K., Oduli, R., & Van de Water, J. (2005).
26) Micali, N., Chakrabarti, S., Fombonne, E. (2004).
27) Croen, L. A., Grether, J. K, Yoshida, C. K., Oduli, R., & Van de Water, J. (2005).
28) Ashwood, P., & Van de Water, J. (2004)., Quigley, E. M., & Hurly, D. B. (2000).
29) Tracing the origins of autism. (2006).
30) Reichelt, K. L., Scott, H., & Ekrem, J. (1990)., Rutter, M. (2005b).
31) Wakefield, A. J. (1999)., Wakefield, A. J. (2002).
32) Rutter, M. (2005b).

自己免疫の説は自閉症とワクチン注射の関係としてよく（しかし根拠がなく）報道されている。特にワクチン製造の際に使うチメロサール（水銀に関係する重金属）が挙げられる。チメロサールは免疫システムに影響があり、ネズミの脳の発達の実験では自閉症的な行動を生み出すとされている。これについては後ほど議論する。

　環境毒素　私たちの世界に浸透している複数の化学物質が、脳の発達に悪影響を与える可能性があることはよく理解されている。たとえば重金属（鉛や水銀）、殺虫剤、ポリ塩化ビフェニール、またある種の薬は神経系に毒となる可能性があると言われている。子どもの脳は大人に比べてより影響を受けやすく、発達中の脳はいっそう脆弱だ[33]。自閉症の病因として環境毒素がありうると警鐘が鳴らされている（しばしば根拠はない）。たとえばある研究[34]は、大きな資本が投じられた工業地帯において高い確率で自閉症の診断がなされていることを明らかにした。しかし環境汚染との関係は何も見つかっていない。

　妊娠中に取った薬の影響を調べた研究もある。サリドマイドや、バルプロ酸（抗けいれん薬）を含んだ他の薬が自閉症的な状況を生み出すかもしれないと言う[35]。毒素が免疫システム上で効果を出して脳の発達に影響を与えたり、あるいは毒素が直接に脳の発達に影響を与える可能性はある。また遺伝的に脆弱な子どもたちの小さなサブグループが、あるタイプの毒素に対して過敏に反応したという可能性もある[29]。今日まで、どんな特定の毒素が自閉症の危険因子となるのかまとめたものはない。この分野は追加の徹底した研究が必要だ。

　ワクチン　可能性があると言われる毒素で大きな報道を呼び起こしているのがチメロサールというエチル水銀の派生物だ。これは何種かのワクチンの防腐剤として使われている[31]。エチル水銀は神経系の毒素と知られているため、

---

33) Evers, M., Novotny, S., & Hollander, E. (2003)., Tracing the origins of autism. (2006).
34) Centers for Disease Control and Prevention. (2000)., Goldman, L. R., & Koduru, S. (2000).
35) Strömland, K., Nordin. V., Miller, M., Akerström, B., Gillberg, C. (1994).

人生の最初の3年で受けた複数のワクチン注射に入っていたチメロサールが自閉症的な症状の発達の原因という人もいる。

しかしながら多くの研究はチメロサールと自閉症の関係を見つけるのに失敗している[36]。もしこの2つに直接的な関係があるなら、自閉症の確率はチメロサールを削除した国々で減るはずだ[32]。しかしながらそのような関係は見つかっていない[32]。予防として米国小児科学会は米国のワクチンからチメロサールを減らすことを勧めている[37]。再度、私たちはこの取り組みによって自閉症の確率が減ることを期待する。しかし実際には反対のことが最近報告されている。米国のほとんどのワクチンからチメロサールを取り除いても自閉症の確率は増加しているのだ[38]。

ワクチンと自閉症については、自閉症と新三種混合ワクチン（麻疹、おたふく風邪、風疹）との関係で報告されている[39]。これは新三種混合ワクチンを注射した数週間以内に自閉症的な行動が急性に起こると報告したウェークフィールド（1999年）の論文からよく引用されるようになった。ウェークフィールドは、腸炎が毒素を血液系統の中に入れてしまい、それが脳に急性の影響を与えると述べている（続く研究では、急性ではなく時間をおいて影響するとしている[31]）。この仮説は親の権利擁護グループや研究者、オンラインコミュニティ、などに多大な懸念をもたらし、米国やその他の国の連邦政府が関与することとなった。実際に米国で決まった通りにワクチンを打っていた多くの親が、そのせいで子どもたちが自閉症になったと訴え、ワクチン障害のヒアリングが行われるようになった。

これだけの不安にも関わらず、著しい数の研究では新三種混合ワクチンと自閉症の間には何も関係が見つかっていない[40]。議会からの要請を受けて、アメ

---

36) Rutter, M. (2005b)., Institutes of Medicine. (2004).
37) Centers for Disease Control and Prevention. (1999).
38) Schechter, R. C., & Grether, J. K. (2008).
39) DeStafano, F., Karapurka Bhasin, T., Thompson, W. W., Yeargin-Allsopp, M., & Boyle, C. (2004).

リカ疾病予防管理センター、医学界の関係機関、そして専門家で構成された調査グループが、すべての研究を再吟味したが、その関係性を認める証拠は何も見つからなかった[41]。しかし自閉症の権威として世界的に有名なマイケル・ラター卿は、少人数のケースでも、もしかすると関係があるかもしれないことに注意するよう呼び掛けている[32]。

脳の異常　ASDの脳の異常は神経解剖学、脳の画像研究と脳の機能の研究を通して調べられている。すべての研究がASDに脳の異常を見つけているわけではないし、たとえ異常を見つけたとしても脳の損傷という点においてはわずかなもので劇的なものではない。加えて、脳のいくつかの場所にある脳細胞の構造上の変化は、その変化が神経発達のかなり早期（おそらく妊娠初期）に起こったと考えられている[42]。これは、自閉症者の病因が毒素やワクチンや水銀などに晒されて起こるという憶測よりも、実際はもっと早くに起きているであろう、という重要なことを示唆している。

脳の変化がある1か所で起こっていると考えるのは不可能だ。それよりも前頭葉、小脳、右脳、そして辺縁系（感情行動や記憶の一部を司っている）を含むいくつかの脳の領域が影響を受けていることがわかっている。刺激的な最新の研究では、「ミラーニューロン」という、誰かの真似をするときに活動する神経細胞の働きがASDでは異常があり、おそらく共感の欠如のもとになっていることが示唆されている[43]。バロン＝コーエンもまた、社会性や感情行動を制御している辺縁系—前頭葉の電気回路の機能不全ではないかと仮説を立てている[44]。さらに議論を進めるために基本的な脳の構造を復習しておこう。

---

40) Fombonne, E., & Chakrabarti, S. (2001)., Rutter, M. (2005b)., Taylor, B., Miller, E., Farrington, C. P., Petropoulos, M. C., Favot Mayaud, I., Li, J., et al. (1999).
41) Rutter, M. (2005b)., Stratton, K., Gable, A., & McCormick, M. (Eds.). (2001a)., Stratton, K., Gable, A., & McCormick, M. (Eds.) (2001b).
42) Rodier, P. M. (1998).
43) DiCicco-Bloom, W., Lord, C., Zwaigenbaum, L., Courchesne, E., Dager, S. R., Schmitz, C., et al. (2006).
44) Baron-Cohen, S., Ring, H. A., Wheelwright, S., Bellmore, E. T., Braymer, M. J., Simmons, A., et al. (1999).

脳に関する事実　人間の脳の皮質は2つの半球—右脳と左脳—と4つの葉（前頭葉、側頭葉、頭頂葉、後頭葉）から構成されており、それらは感覚、情報操作、言語、記憶、複雑な高機能などを統括している。皮質は、重要な運動中枢と感情のセンターと、脳の中央部（中間）とその奥（皮質下）でつながっており、また脳幹で灰白質（神経細胞体）と白質（神経線維）のネットワークがつながっている。脳の後ろには小脳があり、微細な動きや、同調性、動きや思考を順序立てる重要な役目をしている。

　脳は灰白質（神経細胞あるいは神経細胞体）と白質（神経線維）から成っている。神経細胞は神経シグナル（神経化学物質、神経伝達物質、神経終末を含む）を生み出す重要な生物学上の組織だ。神経のシグナルは、神経細胞体（ニューロン）の間を白質の神経繊維を通じて運ばれる。これらの神経線維は神経シグナルの速さを増やすミエリンという絶縁体物質に包まれている。白質という名前を与えている理由はミエリンの白い色だ。白質は右脳左脳それぞれの、また相互のコミュニケーションを司っている。それゆえに、とても重要で統合的な役割である。右脳は左脳に比べると灰白質よりも白質が大きい部分を占めている。白質部は灰白質部よりも病気や発達や怪我などによる損傷を受けやすいと考えられている。だから右脳は左脳よりも白質損傷に弱い。

　左脳は、情報を素早く順番に分析することを担当している。つまり言語のプロセスや複雑な動きを司っており、左脳の働きにより細かいことを処理することができると考えられている。

　右脳は非線上の情報を好むことから、空間の情報を処理すると考えられている。言い換えると、左脳が情報を順番に処理するのに比べて、右脳は同時に処理をする。右脳は認知領域と感覚モードとを統合する役目があるようだ。体と脳と空間の地図を作ることに関係し、注意と目新しい問題の解決に大きな役目があると考えられている。さらに言葉ではない情報、つまり音楽、表情、リズム、パターン、感情などの非言語の情報処理が専門である。だから全体像を描くのに長けているのだ。（ゲシュタルトプロセス【付録A参照】）

脳の発達とサイズ　脳の発達はふつう、最初の大きな成長のあとに体系的

な剪定が行われる。ASの子どもは乳幼児の時に肥大した頭と脳をしている[45]。しかしこの拡大は年齢による[46]。多くの（全部ではない）研究では生まれた時の頭囲は普通だが、4―5歳の時には10%ほど増えると指摘している。6―7歳までに落ち着くことが多いが、ASの子どもの中にはその後も頭の肥大が続く場合もある[47]。これは大脳皮質と小脳の白質と灰白質の部分的な増加を反映している[48]。

いくつかの研究（すべてではない）は、年齢とともに普通になっていくASDの子どもの脳全体の重さの増加を記録している[49]。脳の成長の異常は特に前頭葉と小脳のあたりで起こるようだ。早い時期の急成長[50]のあと、灰白質と白質の発達が止まる。前頭葉の体系的な剪定とゆっくりとしたペースでの前頭葉の白質部の発達はあるかもしれない[51]。前頭葉、皮質下の運動領域、そして小脳の分量が減ることがASDの運動機能の障害と関係している[52]。他には小脳と内側側頭葉の大きさの違いもある[53]。コーチェズンとその同僚（2001年）は小脳前側の電気系統が、ASが子どものころ社交上の処理がしばしばうまくいかない理由ではないかと仮説を立てた。

その他の脳の領域の研究もあるが、現時点では結果は一定ではない。前頭葉の白質の増加が脳の部位間のコミュニケーションを妨げているのか[54]、そして

---

[45] Akshoomoff, N., Pierce, K., & Courchesne, E. (2002).
[46] Piven, J., Arndt, S., Bailey, J., & Andreasen, N. (1996)., Redcay, E., & Courchesne, E. (2005). 年
[47] Redcay, E., & Courchesne, E. (2005).
[48] Courchesne, E., Karns, C. M., Davis, H. R., Ziccardi, R., & Carper, R. A. (2001)., DiCicco-Bloom, W., Lord, C., Zwaigenbaum, L., Courchesne, E., Dager, S. R., Schmitz, C., et al. (2006)., Herbert, M. R. (2003).
[49] Dawson, G., Webb, S., Schellenberg, G. D., Dager, S., Friedman, S., Aylward, E., et al. (2002).
[50] Frith, U. (2003).
[51] Carper, R. A., Moses, O., Tigue, Z. D., & Courchesne, E. (2002).
[52] Courchesne, E., Karns, C. M., Davis, H. R., Ziccardi, R., & Carper, R. A. (2001)., McAlonan, G. N., Daly, E., Kumari, V. et al. (2002).
[53] Sparks, B. F., Friedman, S. D., Shaw, D. W. W., Aylward, E. H., Echelard, D., Artru, A. A., et al. (2002).

小脳の変化（小さい白質の通り道など）が同調性や細かい動作のタイミングに影響を与えているのか、ということについての議論はまだ続いている[55]。そしてASの場合は脳の部分間のつながりに問題があると信じられているが、この研究は、画像や被験者のばらつきなどによって再び、混乱している状態だ。

前頭葉の仮説　大人のASについての研究では、前頭葉における神経細胞体の構造の異常が示されている。これらの異常性は強迫的な行動の重症度と関係している[56]。前頭葉が少量化していることも指摘されている[57]〔脳の変化は他のところでも見られる。下記参照〕。別の研究は脳の未熟さ[58]と前頭葉の解剖学的変化[59]を指摘した。これは前頭葉と他の脳の部分の伝導性が弱いということにもつながる。ASの人の前頭葉の異常は、前頭葉と、移行、制止、保続などのシステム[60]を扱う検査で神経心理学的に研究されている。さらにこの領域においては、自閉症スペクトラム障害の親や兄弟も神経心理学的な欠陥を示すことがある。

前頭葉皮質それ自体が諸悪の源という意見に、すべての人が賛成することはないだろう。脳の欠陥は、中央部と前頭葉、側頭葉の底面と皮質下（記憶と感情を司る部分）[61]に特異的に影響を及ぼしているとする研究者もいる。最近の研究では、側頭辺縁系回路の欠陥が感覚運動系情報の取り込みに影響を及ぼしているというものもある[62]。最後にいうと、内側側頭葉[63]と小脳[62]の減少を示している研究もある。

---

54) Herbert, M. R. (2003).
55) Damasio, A. R., & Mauer, R. G. (1978)., Nayate, A., Bradshaw, J. L., & Rinehart, N. J. (2005)., Nayate, A., Bradshaw, J. L., & Rinehart, N. J. (2005).
56) Murphy, D. G., Critchley, H. D., Schmitz, N., McAlonan, G., van Amerlsvoort, R., Robertson, D., et al. (2002).
57) Abell, F., Krams, M., Ashburner, J., Passingham, R., & Friston, K. (1999)., McAlonan, G. N., Daly, E., Kumari, V. et al. (2002).
58) Zilbovicius, M., Garreau, B., Samson, Y., Remy, P., Barthelemy, C., Syrota, A., et al. (1995).
59) Piven, J., Arndt, S., Bailey, J., & Andreasen, N. (1996).
60) Hill, E. L. (2004).
61) Damasio, A. R., & Mauer, R. G. (1978).
62) McAlonan, G. N., Daly, E., Kumari, V. et al. (2002).

右脳の仮説　　また子どもと大人の ASD では右脳に問題があるという研究者もいる[64]。右脳の異常は白質の欠損や異常[65]として明らかにされている[66]。多くの研究は、脳の領域での異常は共感性と社会的な行動と関係があることを示している[67]。

右脳は、顔を認識し理解するということに長けている。人間の顔は、感情、意思、他人との関係などに多くの合図を出す。典型的な発達の乳児は、特に人の顔の目と口あたりに注目する。人の顔がもたらす情報を処理することは重要な社会的、発達的な機能なので、脳の特別な場所がこの情報を専門に扱うのである。

脳の研究では、子どもと大人の ASD において人間の顔情報を処理する右脳の活動の少なさが示されている[68]。それゆえにこの部分の異常が自閉症の基礎にあるのではと推測されている。ドーソンとその同僚（2002年）は、ASD の青年たちが顔にあまり注意を払わないのは、顔情報を処理することが遺伝的にあまり彼らの役に立たなかったからではないかと考えた。さらにこうした処理の誤りは、顔情報を扱う脳の領域の欠陥によって起きているのではないかと推測している。障害のある子どもたちの、他人を理解し関係を持つことが難しいことの基礎に、このことがあるのではないかという仮説をたてているのである[69]。

ASD の子どもたちと大人の診断は、人間の顔を見るときに異常なパターンがあることを示している[70]。目よりももっと下のほうに注意を払うのだ[71]。し

---

63) Abell, F., Krams, M., Ashburner, J., Passingham, R., & Friston, K. (1999).
64) Gunter, H. L., Ghaziuddin, M., & Ellis, H. D. (2002).
65) Berthier, M. (1994).
66) McKelvy, J. R., Lambert, R., Mottron, L., & Shevell, M. I. (1995).
67) Dawson, G., Webb, S., Schellenberg, G. D., Dager, S., Friedman, S., Aylward, E., et al. (2002).
68) Klin, A., Jones, W., Schultz, R., Volkmar, F., & Cohen, D. (2002).
69) Dawson, G., Meltzoff, A., Osterling, J., & Rinaldi, J. (1998)., Klin, A., Jones, W., Schultz, R., Volkmar, F., & Cohen, D. (2002).

かし顔の下側と口は、目のようには感情ややる気を理解するための重要な情報を提供しないのである。

革新的な研究では、被験者が感情的なシーンが詰まった映画（邦題『バージニア・ウルフなんてこわくない』）を見ている間の目の動きを記録したが、高機能 ASD の大人は他の人の反応を知るために顔を見ることがなかった。もちろん、微妙な感情的なやりとりや、社交時の感情的なトーンをとらえたりはしていなかった[72]。彼らはもっと体の動きに注目し、登場人物を人よりは物として見ていたと考えられている[68]。

---

70) Boucher, J., & Lewis, V. (1992)., Klin, A., Jones, W., Schultz, R., Volkmar, F., & Cohen, D. (2002).
71) Joseph, R. M., Tager-Flusberg, H., & Lord, C. (2002)., Klin, A., Jones, W., Schultz, R., Volkmar, F., & Cohen, D. (2002).
72) Klin, A., Jones, W., Schultz, R., Volkmar, F., & Cohen, D. (2002). Klin, A., Danovitch, J. H., Merz, A. B., Dohrmann, E. H., & Volkmar, F. R. (2007).

付録 C 書式とツールのサンプル①

あなたの学生を知るために

●
学生のための質問票(サンプル)

●
私が苦手なこと(徴候と症状)チェックリスト(サンプル)

●
私のストレス耐性

●
ストレス温度計

●
ストレステスト20問

学生のための質問票(サンプル)

　大学であなたに必要なことは何か、を知るために、最初のミーティングまでにこの質問票をできる限り仕上げて来てください。あなたのご両親や、あなたのことをよく知っておられる方に手伝ってもらっても構いません。できるだけ多くの情報を書いてください。そうすることで私たちはあなたのことがよくわかり、あなたの大学生活がうまくいくよう、手助けができます。記入したフォームを最初のミーティングにもってくるか、事前にメールかファックスをしてください。

【連絡先を入れる】

一般的な情報:
今日の日付:＿＿＿＿＿＿＿＿＿＿＿＿＿＿＿＿＿＿＿＿＿＿＿＿＿＿
あなたの名前:＿＿＿＿＿＿＿＿＿＿＿＿＿＿＿＿＿＿＿＿＿＿＿＿＿
年齢:＿＿＿＿＿＿＿＿＿＿＿＿＿＿＿＿＿＿＿＿＿＿＿＿＿＿＿＿＿
生年月日:＿＿＿＿＿＿＿＿＿＿＿＿＿＿＿＿＿＿＿＿＿＿＿＿＿＿＿
住所:＿＿＿＿＿＿＿＿＿＿＿＿＿＿＿＿＿＿＿＿＿＿＿＿＿＿＿＿＿
電話番号:＿＿＿＿＿＿＿＿＿＿＿＿＿＿＿＿＿＿＿＿＿＿＿＿＿＿＿
電子メールアドレス:＿＿＿＿＿＿＿＿＿＿＿＿＿＿＿＿＿＿＿＿＿
両親の連絡先(名前・住所・電話番号・電子メールアドレス):

あなたの両親と連絡を取っても良いですか?＿＿＿＿＿＿＿＿＿＿＿
　　　【もし良いなら、情報開示の同意書にサインをもらう】
誰かがこの質問票の記入を手伝ってくれましたか?＿＿＿＿＿＿＿＿
それは誰ですか?＿＿＿＿＿＿＿＿＿＿＿＿＿＿＿＿＿＿＿＿＿＿＿

教育の履歴:
出身高校:＿＿＿＿＿＿＿＿＿＿＿＿＿＿＿＿＿＿＿＿＿＿＿＿＿＿＿
卒業年度:＿＿＿＿＿＿＿＿＿＿＿＿＿＿＿＿＿＿＿＿＿＿＿＿＿＿＿

卒業それとも大学検定：＿＿＿＿＿＿＿＿＿＿＿＿＿＿＿＿＿＿＿＿＿＿＿＿＿
これまでに特別支援教育を受けていましたか？＿＿＿＿＿＿＿＿＿＿＿＿＿＿
　　　　もしそうなら、どのような支援をどのくらいの期間受けていたかを
　　　　書いてください：
　　　　＿＿＿＿＿＿＿＿＿＿＿＿＿＿＿＿＿＿＿＿＿＿＿＿＿＿＿＿＿＿＿

スクールカウンセラーの名前・住所・電話番号：＿＿＿＿＿＿＿＿＿＿＿＿＿
スクールカウンセラーと連絡を取っても良いですか？＿＿＿＿＿＿＿＿＿＿＿
　　　　【もし良いなら、情報開示の同意書にサインをしてもらう】
今までに他の大学に入学したことがありますか？
　　　　　　大学あるいはプログラム（名前と住所）：＿＿＿＿＿＿＿＿＿
　　　　　　出席した期間：＿＿＿＿＿＿＿＿＿＿＿＿＿＿＿＿＿＿＿＿＿
　　　　　　学位や証明書：＿＿＿＿＿＿＿＿＿＿＿＿＿＿＿＿＿＿＿＿＿

現在の学校の情報：
学生番号：＿＿＿＿＿＿＿＿＿＿＿＿＿＿＿＿＿＿＿＿＿＿＿＿＿＿＿＿＿＿
学科あるいはプログラム名：＿＿＿＿＿＿＿＿＿＿＿＿＿＿＿＿＿＿＿＿＿
現在の専攻：＿＿＿＿＿＿＿＿＿＿＿＿＿＿＿＿＿＿＿＿＿＿＿＿＿＿＿＿
学年（該当するものに丸をしてください）：　　　高校生・大学1年生・
　　　　　　　　　　　　　　　　　　　　　　大学2年生・大学3年生・
　　　　　　　　　　　　　　　　　　　　　　大学4年生・大学院生

成績（該当するものに丸をしてください）：
　　　　良好
　　　　学業不良の警告を受けている
　　　　仮進級中
　　　　停学中
指導教官の名前：＿＿＿＿＿＿＿＿＿＿＿＿＿＿＿＿＿＿＿＿＿＿＿＿＿＿
指導教官の電話番号・電子メールアドレス：＿＿＿＿＿＿＿＿＿＿＿＿＿＿
指導教官と連絡を取っても良いですか？：＿＿＿＿＿＿＿＿＿＿＿＿＿＿＿
　　　　【もし良いなら、情報開示の同意書にサインをもらう】

大学生活における情報:

大学寮に住んでいる場合:

あなたは今、大学構内に住んでいますか? もしそうなら、どこで誰と住んでいますか:＿＿＿＿＿＿＿＿＿＿＿＿＿＿＿＿＿

寮の名前:＿＿＿＿＿＿＿＿＿＿＿＿＿＿＿＿＿＿＿＿

個室ですか?＿＿＿＿＿＿＿＿＿＿＿＿＿＿＿＿＿＿＿

続き部屋ですか? 何人で共有していますか?＿＿＿＿＿＿＿＿＿

相部屋(または同部屋)のルームメートがいますか?＿＿＿＿＿＿＿

　何人ですか?＿＿＿＿＿

ルームメートと問題はありませんか?＿＿＿＿＿＿＿＿＿＿＿＿＿

大学外に住んでいる場合:

両親と自宅に住んでいますか?:＿＿＿＿＿＿＿＿＿＿＿＿＿＿＿

他の家族と住んでいますか?:＿＿＿＿＿＿ 誰とですか?＿＿＿＿＿＿＿

大学外のアパートですか? 誰かと一緒にシェアしていますか? 一人で住んでいますか?＿＿＿＿＿＿＿

その他(例:グループホームなど)＿＿＿＿＿＿＿＿＿＿＿＿＿＿

あなたのライフスタイルや習慣について教えてください(必要とするプライバシーの種類、自分だけの場所を必要とするか、清潔さに対するこだわり、など)

＿＿＿＿＿＿＿＿＿＿＿＿＿＿＿＿＿＿＿＿＿＿＿＿＿＿＿＿＿＿＿
＿＿＿＿＿＿＿＿＿＿＿＿＿＿＿＿＿＿＿＿＿＿＿＿＿＿＿＿＿＿＿
＿＿＿＿＿＿＿＿＿＿＿＿＿＿＿＿＿＿＿＿＿＿＿＿＿＿＿＿＿＿＿

今すでに住んでいるところで何か困っていることがありますか?＿＿＿＿

食事:

大学の食事プログラムに入っていますか?＿＿＿＿ どのプランですか?＿＿＿＿

あなたの寮の食堂がどこか知っていますか?＿＿＿＿＿＿＿＿＿＿＿＿

あなたの食事の好みや必要とすることを教えてください:＿＿＿＿＿＿＿

＿＿＿＿＿＿＿＿＿＿＿＿＿＿＿＿＿＿＿＿＿＿＿＿＿＿＿＿＿＿＿

何か決まった食事のルールがありますか？（例：菜食主義者・宗教上の決まり、など）_____
強い好き嫌いがありますか？_____

クラブ活動：
大学のクラブに入っていますか？_____
何というクラブですか？_____
そのクラブであなたは役割がありますか？_____
あなたが入りたいクラブや課外活動を見つけるのにアドバイスが必要ですか？
_____

チューター：
どの科目かに個人教師をつけていますか？　もしそうならばどの科目で、誰にお願いしていますか？_____
チューターを見つけるのにサポートが必要ですか？_____
大学構内のサポートセンターを利用していますか？_____
　　　　　どのセンターですか？_____
学業のサポートを探すのにアドバイスが必要ですか？_____

過去の訴訟あるいは懲戒処分
あなたは過去または現在、刑事訴訟に巻き込まれたことがありますか？_____
いじめや薬物・飲酒などあなたの心に引っかかっていて、誰かと話したいことはありますか？_____

衛生・連絡：
住まいで洗濯の場所を見つけましたか？_____
洗濯機の使い方はわかりますか？あなたの住まいの洗濯施設に問題はありませんか？_____

以下の人たちの電話番号を知っていますか？
　　　　　　　あなたのかかりつけ医の電話番号：＿＿＿＿＿＿＿＿＿＿＿＿＿＿
　　　　　　　あなたの両親の電話番号：＿＿＿＿＿＿＿＿＿＿＿＿＿＿＿＿＿

交通：
大学への通学や大学内での移動はどのようにするつもりですか？＿＿＿＿＿＿
あなたはよく迷子になりますか？＿＿＿＿＿＿＿＿＿＿＿＿＿＿＿＿＿＿＿＿
交通手段でサポートが要りますか？＿＿＿＿＿＿＿＿＿＿＿＿＿＿＿＿＿＿＿

自転車：
大学構内あるいはあなたの寮で自転車を停めるところがどこかわかりますか？
自転車を停める鎖やカギはもっていますか？＿＿＿＿＿＿＿＿＿＿＿＿＿＿＿

自動車：
あなたは車を持っていますか？＿＿＿＿＿＿＿＿＿＿＿＿＿＿＿＿＿＿＿＿＿
運転免許を持っていますか？＿＿＿＿＿＿＿＿＿＿＿＿＿＿＿＿＿＿＿＿＿＿
誰かと定期的に相乗りをしますか？＿＿＿＿＿＿＿＿＿＿＿＿＿＿＿＿＿＿＿

公共交通機関：
バスを使いますか？＿＿＿＿＿＿＿＿＿＿＿＿＿＿＿＿＿＿＿＿＿＿＿＿＿＿
地下鉄・電車を使いますか？＿＿＿＿＿＿＿＿＿＿＿＿＿＿＿＿＿＿＿＿＿＿
大学のシャトルバスを使いますか？＿＿＿＿＿＿＿＿＿＿＿＿＿＿＿＿＿＿＿
大学近郊の公共交通機関に慣れていますか？＿＿＿＿＿＿＿＿＿＿＿＿＿＿＿

健康と障害の情報：
あなたの主な障害について教えてください：＿＿＿＿＿＿＿＿＿＿＿＿＿＿＿
＿＿＿＿＿＿＿＿＿＿＿＿＿＿＿＿＿＿＿＿＿＿＿＿＿＿＿＿＿＿＿＿＿＿＿＿
＿＿＿＿＿＿＿＿＿＿＿＿＿＿＿＿＿＿＿＿＿＿＿＿＿＿＿＿＿＿＿＿＿＿＿＿
＿＿＿＿＿＿＿＿＿＿＿＿＿＿＿＿＿＿＿＿＿＿＿＿＿＿＿＿＿＿＿＿＿＿＿＿
最初に診断をされたのはいつですか？＿＿＿＿＿＿＿＿＿＿＿＿＿＿＿＿＿＿
一番最近の査定（評価）はいつですか？＿＿＿＿＿＿＿＿＿＿＿＿＿＿＿＿＿

誰が査定（評価）しましたか？_____〔査定報告書を添付してください〕
あなたの問題（障害）がどのように影響するかを教えてください。
   家ではどうですか？_____
   アルバイト先ではどうですか？_____
   学校ではどうですか？_____
   友人と一緒の時はどうですか？_____
他に健康や医療に関わる問題がありますか？_____
この問題やそれ以外の問題について医師と相談したことはありますか？_____
今まで精神的疾患で治療を受けたことがありますか？ 例えば不安障害や鬱病など。もしあれば詳細を書いてください：_____
_____
_____
_____

診断・治療プラン・投薬・治療期間などはどうですか？
今も続いている症状はどのようなものですか。_____
精神科医あるいはセラピストの名前・住所・電話番号
_____
_____

医師やセラピストと連絡を取っても良いですか？_____
   【もし良いならば、情報公開の同意書にサインをしてもらう】
現在飲んでいる薬：_____
副作用：_____
現在、その薬の処方箋を持っていますか？_____
その薬をいつ飲むかなどを知っていますか？_____
あなたの体の状況とそれらがどのようにあなたに影響を与えているかをもっと埋解したいと思いますか？_____
過去に学校で特別な配慮を受けていましたか？ もしそうならば、ここに挙げてください。
_____
_____
_____

この学校で配慮を依頼したいと思いますか？ どのような内容かここに説明をしてください。
_____

あなたか、あなたの両親があなたの障害についての最新の書類をすべて下記の障害者支援サービスに送ってください：

【住所】

強み・弱み・目標：
私の得意科目と得意なことは：_____
興味があること・才能があることは：_____
この学期の私の目標は：_____
長期にわたっての私の目標は：_____
私がたくさんの助けを必要とするのは：_____
_____
_____
_____

L. E. ウォルフ、J. ティアーフェルド・ブラウン、2008 年より。開発中のプログラム「アスペルガー症候群の学生のための戦略的教育（SEADS）」所収。元は、以下の本から許可を得て改作された。L. レジェール・A サリバン・ソイダン、L. E. ウォルフ編『ボストン大学・障害者支援室：支援教育インターンマニュアル』ボストン大学委員会、2004 年

私が苦手なこと（徴候と症状）チェックリスト（サンプル）

　下記は自閉症障害の多くの学生たちが経験する「私が苦手なこと」のリストです。あなたが抱える問題を確認することは、あなたを理解する上でとても役に立ち、あなたに必要なことを勧めることができます。そのために自分にあてはまるものをすべてチェックしてください。

学習と記憶

- ☐ 新しい宿題に困惑する
- ☐ 決断ができない
- ☐ 何かを始めるだけの気力がない
- ☐ 興味のあることだけを勉強したい
- ☐ 紙に書かなければ、指示されたことを覚えるのが難しい
- ☐ 教室で、あるいは勉強しているとき、頭がいっぱいになる
- ☐ 試験の時、頭が真っ白になることがある
- ☐ 記憶に問題がある
- ☐ 教室でノートを取るのが難しい
- ☐ 勉強を定期的にする良い習慣がない

注意と整理

- ☐ 時々集中できない
- ☐ ほんの小さなことで気がそれる
- ☐ 何かを始めるのが難しい
- ☐ 部屋やノートがいつも整理されていない
- ☐ じっとしていないといけないときに、動き回らずにいられない
- ☐ 事前に自分のやることの計画ができない
- ☐ やるべきことをすべてするのに必要な時間がない
- ☐ 締め切りがあるとパニックになる
- ☐ たくさんのプロジェクトを始めるが、どれも終わらせることができない

- [ ] 1回に1つのことしかできない

コミュニケーションスキル

- [ ] 時々、自分が話す声が小さすぎる
- [ ] パーティーなどでの社交的な話が苦手だ
- [ ] 質問に答えたり1、2語だけを返すことができない
- [ ] 人の言うことを聞いて相手を理解するのは難しい
- [ ] 目を見るのが苦手だ
- [ ] 時々大声やかん高い声で話す
- [ ] 人の言うことを遮るのは難しい
- [ ] 自分に興味のあることだけを話す
- [ ] 私の声が変だと言われることがある
- [ ] 誰かと話す時に近づきすぎてしまうことがある
- [ ] 話を自分から始めたり、途中から話に参加するのは難しい
- [ ] 話しかけるのはつまらない

行動

- [ ] 考える前に始めることが多い
- [ ] もじもじしたり足踏みをする
- [ ] 変な顔で見られることがある
- [ ] 同じことはいつも同じようにしたい
- [ ] 私の行動は時々、他の人にとっては普通でないようだ
- [ ] 勉強のかわりに多くの時間をインターネットで使うことがある
- [ ] ストレスでいっぱいで、リラックスができない
- [ ] 何かを手に持たなければ集中できない
- [ ] 同じ考えが頭の中に何度も何度も浮かぶ
- [ ] 予想外に物ごとが変化すると動揺する

対人関係のスキル

- [ ] 学校で学生と話すのは好きではない
- [ ] 人が近寄ってきたときに、どうすればよいのかよくわからない

- ☐ 友達を作るのは、とても難しい
- ☐ どうやってデートに誘ってよいかわからない
- ☐ 他の人を動かしている動機/理由が何なのか全くわからない
- ☐ 学校で友達と言える人はいない
- ☐ グループでの課題は難しい—1人で勉強する方が好きだ
- ☐ 助けを求めるのは難しい
- ☐ 学校の人からできるだけ離れている
- ☐ 学校で皆からのけ者にされている
- ☐ 1人で食事をするのが好きだ
- ☐ 学校での活動は全て刺激が強すぎる

感覚

- ☐ 時折まわりの声が私の耳には大きすぎる
- ☐ 他の人が近づきすぎると、びくっとする
- ☐ いくつかの洋服だけが好きだ
- ☐ 暑さや寒さに敏感だ
- ☐ 回るものを見るのが大好きだ
- ☐ 物事は目で見て理解する必要がある
- ☐ よく道に迷い、どうやって場所にたどり着くのかわからなくなる
- ☐ 誰かに触られるのはとても不快だ
- ☐ にぎやかな場所はストレスを感じる
- ☐ 香水の匂いがする人は避ける
- ☐ 個室のトイレが欲しいと思う

感情

- ☐ 学校にいることに、とても神経を使う
- ☐ 人や場所、活動することが怖い
- ☐ 小さいことに反応し過ぎると人に言われる
- ☐ 先生と話すのが怖い
- ☐ 良い成績をとっても、落第するのではと心配になる
- ☐ よく落ち込む

- [ ] いつも泣いている
- [ ] パニックの発作が起きることがある
- [ ] １人になる必要がある
- [ ] 時々興奮しすぎるときがある

健康推進と自己管理
- [ ] 医師が処方してくれた薬を飲んでいない
- [ ] 時々、あまり食べることができなくなる
- [ ] 必要な睡眠時間をとっていない
- [ ] 寝すぎる
- [ ] よく洗濯やシャワーを忘れる
- [ ] あまり運動をしない
- [ ] 長時間働いて、勉強して、全く休憩をとらないことがある
- [ ] 病気の時に、どうやって医師の診察を受けるのかわからない
- [ ] 医師に会った時に、何と言ってよいかわからない
- [ ] 部屋をきれいにするのを忘れる
- [ ] 薬をどこでどうやって手に入れるのかわからない

大学での支援リソースの必要性
- [ ] どうしたら配慮を受けられるのかわからない
- [ ] 指導教官とのミーティングができない
- [ ] 勉強する静かな場所がない
- [ ] チューターや勉強を教えてくれる人が見つけられない
- [ ] 学費の支払いに問題がある
- [ ] 住むところに問題がある
- [ ] かかりつけの医師やセラピストが傍にいない
- [ ] 学校へくる交通手段がない
- [ ] 本や文具を買うお金がない

L. E. ウォルフ、J. ティアーフェルド・ブラウン、2008 年より。開発中のプログラム「アスペルガー症候群の学生のための戦略的教育（SEADS）」所収。元は、以下の本から許可を得て改作された。L. レジェール・A サリバン・ソイダン、L. E. ウォルフ編『ボストン大学・障害者支援室：支援教育インターンマニュアル』ボストン大学委員会、2004 年

私のストレス耐性

　誰でも人は独自の「心地よさ」のレベルがあり、人により影響を受けるものやその許容度は違います。すぐにストレスを感じたり、悩ましく思う人もいれば、その同じことを全く気にしない人もいます。私たちはあなたがストレスを感じたり、不安に感じる状況を知ることで、それらの反応への対処をお手伝いします。

あなたがストレスを感じる状況を話してください。＿＿＿＿＿＿＿＿＿＿＿＿
＿＿＿＿＿＿＿＿＿＿＿＿＿＿＿＿＿＿＿＿＿＿＿＿＿＿＿＿＿＿＿＿＿＿＿
その時にどのように反応し、またそれを通常どうやって解決するのか教えてください。
怖いとき＿＿＿＿＿＿＿＿＿＿＿＿＿＿＿＿＿＿＿＿＿＿＿＿＿＿＿＿＿＿＿

腹を立てているとき＿＿＿＿＿＿＿＿＿＿＿＿＿＿＿＿＿＿＿＿＿＿＿＿＿＿

不安でいらいらしているとき＿＿＿＿＿＿＿＿＿＿＿＿＿＿＿＿＿＿＿＿＿＿

困惑しているとき＿＿＿＿＿＿＿＿＿＿＿＿＿＿＿＿＿＿＿＿＿＿＿＿＿＿＿

あなたは体を揺らしたり、落ち着くための物を使ったり、または同じことを繰り返してストレスや不安を下げますか？　もしそうならどのようにするのかを教えてください。＿＿＿＿＿＿＿＿＿＿＿＿＿＿＿＿＿＿＿＿＿＿＿＿＿＿
＿＿＿＿＿＿＿＿＿＿＿＿＿＿＿＿＿＿＿＿＿＿＿＿＿＿＿＿＿＿＿＿＿＿＿
　ストレス温度計を使って、学生として毎日出くわすであろう変化のシナリオから、予想されるストレスに自分が対処できる能力を考えて、208頁の温度計で何度にあたるかを記入してください。→ストレステスト20問（209頁）
　それぞれの状況であなたが何をするかを話してください。

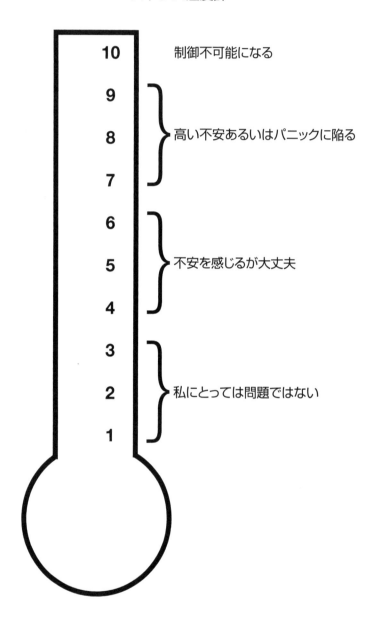

ストレステスト20問

		温度	どう対処する?
1	クラスにいくとあなたがいつも座っている席が取られていた。		
2	教室に行くとドアに紙が貼ってあった。そこには別の建物で今日の授業が行われると先生からのメッセージが書かれていた。		
3	授業であてられ、読んだところについて意見を求められる、あるいは質問に答えるように言われた。		
4	必要な本を買いに行ったが、本屋にその在庫がなかった。		
5	教室に入ったら、先生が予告なしのテストをすると言った。		
6	ルームメートが、冷蔵庫に入れていたあなたの食べ物を承諾なく食べてしまった。		
7	あなたが乗っていたバスが、あなたの降りる停留所に停まるのを忘れてしまった。		
8	あなたの寮の部屋あるいは教室にたどり着くために、とても混んだ廊下を通らなければならない。		
9	先生があなたのレポートのことであなたに会いたいと言っている。		
10	ルームメートが汚れた服をあなたのスペースに置いた。		
11	ルームメートが部屋の入り口に紙を貼り、今、来客中なので部屋に入らないで、とメッセージを残した。		
12	担当のリサーチアシスタントが、あなたに文句があると言っている。		
13	食堂に行くとあなたが唯一食べられるものが、もうないと言われた。		
14	嵐であなたの寮の部屋が停電になった。		
15	鍵のカードを持っていくのを忘れ、部屋から閉め出された。		
16	全ての宿題を入れたカバンをどこかに置いてきてしまった。		
17	寮の階下の学生が、あなたが布団に入った途端、大音量でステレオをつけた。		
18	シャワーをしようと思ったのに、すべてのシャワースペースが埋まっている。		
19	火災報知器が突然鳴りだした。		
20	実験を一緒にするパートナーを選ばなくてはならない。		

付録 D　書式とツールのサンプル②

学生に必要なものと支援リソースを見つけるために

- 修学上の強みと弱みの割り出し
- 必要な配慮事項
- 大学内の支援リソース評価
- 支援リソース計画ワークシート
- 日課表（時間管理票）
- 宿題と評価の追跡表
- 学期前後のチェックリスト

修学上の強みと弱みの割り出し

修学上の領域	活動	強み	助けが必要
登録	何の科目を取りたいかを知る		
	クラスを選ぶ		
	自分の予定に合わせる		
	授業登録をする		
配慮	自分が必要な配慮を見つけ出す		
	必要な書類を集める		
	障害支援室へ行く		
	クラスの先生に自分の障害について話す		
	必要な配慮をお願いする		
	配慮を実際に使う		
教室で	時間通りに着席する		
	授業に出席する		
	質問をしたり、答えたりする		
	ノートを取る		
	必要な時に助けを求める		
	じっと座っている		
	授業に集中する		
	感覚的に起こりうる症状への対処		
	一般的でないが起こりうる行動への対処		
	授業中の必要時に先生に声をかける		
宿題	宿題を理解する		

修学上の領域	活動	強み	助けが必要
	情報・教材を集める		
	先生の指示に従う		
	ものごとを整理して優先順位をつける		
	スケジュールを立てる		
	宿題をする場所を見つける		
	宿題を終える		
	宿題を提出する		
学習	学習プランを立てる		
	勉強の時間を見つける		
	勉強を一緒にするグループや相手を見つける		
	勉強する場所を見つける・きれいに整頓する		
	勉強の邪魔になるものは上手に取り除く		
	やる気を保つ		
作文	概要（アウトライン）を作る		
	リサーチをする・情報を集める		
	作文する		
	校正する（誤字脱字・文法など）		
	書きたいことが明確か先生と確認する		
	必要時に助けを探す		
	レポートを書き終わる		
	レポートを提出する		
	完全になるように修正を加える		
読解	教科書を理解する		
	多すぎて読めないことがある		

修学上の領域	活動	強み	助けが必要
	何を読んでいるのかわからなくなる		
	読んでわかった情報を統合する		
級友とのやり取り	恥ずかしく感じるときがある		
	自己紹介する		
	会話を始める		
	相手を見る		
	人の横に座る		
	グループで一緒に勉強する		
	級友と話す		
	一緒に食事をする友人を見つける		
	他人が怖いことがある		
	人を怖がらせることがある		
	声のトーンが変だと言われる		
先生とのやり取り	面会を依頼する		
	フィードバックをもらう		
	自分の障害について話す		
	必要時に助けを求める		
	必要な配慮を依頼する		
	先生と電話で話す		
	宿題について質問をする		
	配慮について交渉をする		
	先生と目を合わせる		
	自分に必要なことを話す		
	先生に依頼したことの結果を改めて確認する		

修学上の領域	活動	強み	助けが必要
寮生活	住まいを他人と共有する		
	ルームメートと生活の取り決めをする		
	必要なことを交渉する		
	問題があった時に解決する		
	騒音が気になる		
	自分の持ち物を管理する		
	洗濯をする		
	衛生を保つ		
その他	医療が必要な時に見つけることができる		
	大学構内を迷わずに移動できる		

L. E. ウォルフ、J. ティアーフェルド・ブラウン、2008年より。開発中のプログラム「アスペルガー症候群の学生のための戦略的教育（SEADS）」所収。元は、以下の本から許可を得て改作された。L. レジェール・A サリバン・ソイダン、L. E. ウォルフ編『ボストン大学・障害者支援室：支援教育インターンマニュアル』ボストン大学委員会、2004年

必要な配慮事項

(これを仕上げるために、「私の苦手なことチェックリスト」を参照してください)

苦手なこと（チェックリストを参照）	可能と思われる配慮
学習と記憶	
集中と整理	
コミュニケーションスキル	
行動	
対人関係	
感覚	
感情	
衛生と自己管理	
大学での支援リソースの必要性	

L. E. ウォルフ、J. ティアーフェルド・ブラウン、2008年より。開発中のプログラム「アスペルガー症候群の学生のための戦略的教育（SEADS）」所収。元は、以下の本から許可を得て改作された。L. レジェール・A サリバン・ソイダン、L. E. ウォルフ編『ボストン大学・障害者支援室：支援教育インターンマニュアル』ボストン大学委員会、2004年

大学内の支援リソース評価

領域	支援リソース（当てはまるものをすべて挙げなさい）	有	無
配慮			
事務的なサポート			
修学上のサポート			
就職の目標			
経済的な支援			
住まい			
健康と衛生			
その他			

L. E. ウォルフ、J. ティアーフェルド・ブラウン、2008 年より。開発中のプログラム「アスペルガー症候群の学生のための戦略的教育（SEADS）」所収。元は、以下の本から許可を得て改作された。L. レジェール・A サリバン・ソイダン、L. E. ウォルフ編『ボストン大学・障害者支援室：支援教育インターンマニュアル』ボストン大学委員会、2004 年

支援リソース計画ワークシート

必要なリソースが見つかるたびに、下に情報を書き記しなさい。

オフィス：＿＿＿＿＿＿＿＿＿＿＿＿＿＿＿＿＿＿＿＿＿＿＿＿＿＿＿＿＿

担当者：＿＿＿＿＿＿＿＿＿＿＿＿＿＿＿＿＿＿＿＿＿＿＿＿＿＿＿＿＿＿

住所：＿＿＿＿＿＿＿＿＿＿＿＿＿＿＿＿＿＿＿＿＿＿＿＿＿＿＿＿＿＿＿

電話番号：＿＿＿＿＿＿＿＿＿＿＿＿＿＿＿＿＿＿＿＿＿＿＿＿＿＿＿＿

面会日：＿＿＿＿＿＿＿＿＿＿＿＿＿＿＿＿＿＿＿＿＿＿＿＿＿＿＿＿＿

面会の目的：＿＿＿＿＿＿＿＿＿＿＿＿＿＿＿＿＿＿＿＿＿＿＿＿＿＿＿

日課表(時間管理票)

	私の毎日のスケジュール
8:00	
8:30	
9:00	
9:30	
10:00	
10:30	
11:00	
11:30	
12:00	
12:30	
1:00	
1:30	
2:00	
2:30	
3:00	
3:30	
4:00	
4:30	
5:00	
5:30	
6:00	
6:30	
7:00	
7:30	
8:00	
8:30	
9:00	
9:30	
10:00	
10:30	
11:00	

宿題と評価の追跡表

クラス：＿＿＿＿＿＿＿＿＿＿＿＿＿＿＿＿＿＿＿＿＿＿＿＿＿＿＿＿＿＿＿＿

先生：＿＿＿＿＿＿＿＿＿＿＿＿＿＿＿＿＿＿＿＿＿＿＿＿＿＿＿＿＿＿＿＿＿

宿題：＿＿＿＿＿＿＿＿＿＿＿＿＿＿＿＿＿＿＿＿＿＿＿＿＿＿＿＿＿＿＿＿＿

成績に占める割合（％）：＿＿＿＿＿＿＿＿＿＿＿＿＿＿＿＿＿＿＿＿＿＿

締め切り：＿＿＿＿＿＿＿＿＿＿＿＿＿＿＿＿＿＿＿＿＿＿＿＿＿＿＿＿＿

仕上げるためにかかる予想時間：＿＿＿＿＿＿＿＿＿＿＿＿＿＿＿＿＿＿

仕上げるために必要な情報や資料：＿＿＿＿＿＿＿＿＿＿＿＿＿＿＿＿＿

    すべて手元にあるか？＿＿＿＿＿＿＿＿＿＿＿＿＿＿＿＿＿＿＿

    ないならば何が必要か？＿＿＿＿＿＿＿＿＿＿＿＿＿＿＿＿＿＿

開始日：＿＿＿＿＿＿＿＿＿＿＿＿＿＿＿＿＿＿＿＿＿＿＿＿＿＿＿＿＿＿

終了日：＿＿＿＿＿＿＿＿＿＿＿＿＿＿＿＿＿＿＿＿＿＿＿＿＿＿＿＿＿＿

この宿題の評価：＿＿＿＿＿＿＿＿＿＿＿＿＿＿＿＿＿＿＿＿＿＿＿＿＿

学期前後のチェックリスト

学期前の日付： 　　　　　　　　　　　　　　　　　　学期後の日付：

1. **学業**
- ☐ 障害支援サービス室と面会予約をする ☐
- ☐ 障害と配慮について話し合う ☐
- ☐ 先生と連絡を取る ☐
- ☐ シラバスやプランナー〔予定表〕を使う ☐
- ☐ チューター、ライティングセンター、支援リソースセンターを見つける ☐
- ☐ 電子メールのアドレスを作る ☐
- ☐ 自分の学生アカウントにアクセスする（会計や成績など） ☐

2. **食事**
- ☐ 食堂の使い方を知る ☐
- ☐ 時間外はどこで食べるのか見つける ☐
- ☐ 他に食べるものが買える場所を見つける ☐

3. **健康増進・医療と運動**
- ☐ 運動をする場所を見つける ☐
- ☐ 医療と歯科の治療を受ける場所を見つける ☐
- ☐ 緊急時あるいは少し調子が悪い時に行く所を見つける ☐

4. **お金・予算**
- ☐ 大学のプリペイドカードや ID を使う ☐
- ☐ クレジットカードを使う ☐
- ☐ 預金通帳の残高を知る ☐

5. 洗濯
- [ ] 洗濯の仕方を知る [ ]
- [ ] 洗濯機を使う [ ]
  （コインで動くもの・クレディットカード）
- [ ] 近くのコインランドリーを見つける [ ]

6. 洗面所・トイレ
- [ ] 洗面所を他人と共有する [ ]
- [ ] 自分の衛生を保つ [ ]
- [ ] 大学内のトイレの場所を見つける [ ]

7. 交通機関
- [ ] 大学への通学の方法を知る [ ]
- [ ] 教室への行き方、キャンパス内のルートを知る [ ]
- [ ] 大学の案内図を校内で手に入れる [ ]

8. 寮
- [ ] 目覚まし時計を使う [ ]
- [ ] アドバイザーや友人から助けを得る [ ]
- [ ] 予定された行事に参加する [ ]
- [ ] 火災警報や緊急時に対応する [ ]
- [ ] クラブや趣味のグループを見つける [ ]

付録 E 書式とツールのサンプル③

障害学生支援スタッフ
のためのツール

- 情報開示同意書のサンプル

- 自閉症スペクトラム障害の学生に必要な書類のガイドライン

- 診断書を持っていないアスペルガー症候群の学生の場合

- 内在性および外在性領域の記号化ワークシート

情報開示同意書のサンプル

私（学生の名前あるいは親権者の名前）＿＿＿＿＿＿＿＿＿＿＿＿＿＿＿＿は、（大学と部門名）＿＿＿＿＿＿＿＿＿＿＿＿＿に（該当する方を丸で囲む： 私・ 私の子供）＿＿＿＿＿＿＿＿＿＿＿＿＿＿の評価（査定）あるいは治療の情報を下記の団体あるいは個人（該当する方を丸で囲む： に渡す ・ から受け取る）ことに同意します。

この情報は、大学において必要とされる配慮や支援の評価のために使われる旨了解しています。守秘義務が守られ、書面による私の同意なく他の人や部門・団体に渡されることはないと理解しています。

_____

_____

_____

_____	_____
学生・親権者の署名	日付
_____	_____
証人	日付

自閉症スペクトラム障害の学生に必要な書類のガイドライン

障害を持つすべての学生から以下の書類を受け取ります：
1. 診断と予後を含む、その学生の障害を明確に書き記した書類
2. 支援を受けるための書類は現行のものであること。3年以内のものが望ましい（認められる書類の古さは障害の状況によるが、障害の現況とともに、学生が配慮を望んでいることを示していること）
3. 診断に至る根拠となったテストや評価の結果とともに、その評価方法についてまとめたもの
4. 医学情報は、障害が学習や、主たる生活・行動においてのどのように機能に影響を与えているか、その実際の状況や困難について書かれていなければならない。
5. 希望する配慮はそれぞれ、診断を受け、評価されたデータから導かれ、配慮の内容との関連性が明らかであること。
6. 初回のミーティング日と、直近のミーティング日が書き記してあること。

特別な障害：
修学上の配慮を希望するすべての学生は、障害に特化した情報を提供しなければなりません。また、以下に挙げる追加情報も提出する必要があります。

自閉症スペクトラム障害（ASD）
ASDを理由として配慮を要求する学生は、子供あるいは成人（診断時の年齢による）の自閉症を診断するのに十分な経験をもつ専門家による書面を提出しなければなりません。

- 発達専門の小児科医あるいは発達専門医による詳細な成育歴
- 学業上のテストの結果―標準化された学力テスト（SAT：米国）の得点と学業記録のまとめ
- 現在の社会的、情動的機能をまとめたもの。もし神経心理学的診断でなければ、各分野で診断されたものをすべて。
- 学習する上での障害の影響、寮生活での機能、そして大学教育に関連

するであろう実行機能障害を含んだ情報を包括的にまとめたもの
- 診断と統計マニュアル（DSM-IV。現在は DSM-5）の基準に沿った明確な診断と説明

インタビューでは発達、医学、心理社会そして仕事上から現在抱える問題について話していただきます。また家族歴、そしてもし複数の診断があればそれについても話し合います。本人とご両親からの包括的なお話やインタビューが学生の現在の機能と能力を知るために重要です。

学習環境に影響する可能性がある処方薬の名前、分量、とそれを摂る時間、そして可能性のある副作用も知らせてください。

J. ティアーフェルド・ブラウン、J. モナグル、L. E. ウォルフ、2004 年による。

診断書を持っていないアスペルガー症候群の学生の場合

障害学生支援サービス室には殆どあるいは一つも診断書をもっていないか、アスペルガー症候群以外の診断書をもって来る学生がいます。しかし支援者は学生が実際はアスペルガー症候群か関連した状態であると感じています。なぜなら：

- アスペルガー症候群の学生は目を合わせることがほとんどなく、感情表現が少なく、平坦な声の音調で話し声に抑揚がない。
- 社交能力が言葉のコミュニケーションを理解する能力とともに欠けている。
- この診断を持つほとんどの学生が変化を大変嫌がり、できるだけ変化を避けようとする。

スペクトラム障害と言われるだけあり、支援者はこれらの症状に大きな幅があることに気づいています。

診断書がないのに配慮を依頼された場合、あるいは書類が届くのを待っている間、支援者は次のようなことを考えることができるでしょう。
- 一般の生徒より延長したテストの時間
- 邪魔が入らず集中しやすいテスト環境

- 本人に難しい場合、ノートを取るボランティア（アルバイト）の手配
- 社交性をテーマにしたカウンセリングやサポートグループへの紹介
- 宿題を理解させるための学生との個別、或いは、先生を含んだサポート
- 仕事／宿題に応じたグループワークに対する配慮（普通は学生個人に宿題を合わせる）
- 一般的に個室が要求されたり勧められたりする
- アスペルガーの診断を受けることを目指し、自分には診断が必要かもしれないと学生が理解するための心理教育の機会
- 親やそのほかの専門家と話すことについての情報開示同意書
- より的確な診断を受けるための紹介（もし必要であれば）

内在性および外在性領域の記号化ワークシート

内在性の要因

	領域	1. 認知	2. 行動	3. 対人
外在性の要因	A. 学業			
	B. 行動			
	C. 課外活動			

L. E. ウォルフ、J. ティアーフェルド・ブラウン、（論文に提出）開発中のプログラム「アスペルガー症候群の学生のための戦略的教育（SEADS）」所収。元は、以下の本から許可を得て改作された。L. レジェール・A サリバン・ソイダン、L. E. ウォルフ編『ボストン大学・障害者支援室：支援教育インターンマニュアル』ボストン大学委員会、2004 年

付録 F　書式とツールのサンプル④

大学内でのトレーニングの方法

- 大学の警備担当者のトレーニング

- 教員のための参考資料

- 教員のための
  アスペルガー症候群の学生との連携ガイド

- 授業で困難をきたした学生のための
  教員への手紙のサンプル

- ストレス体験後の「詳細分析」サンプル

大学の警備担当者のトレーニング

・ 大学の警備担当者のトレーニングは、アスペルガー症候群の学生に安全な環境を作るために必要です。

・ アスペルガー症候群の学生に関する一般的なことを学ぶとともに、「情報公開同意書」を得た上でそれぞれの生徒に特化した対応を学ぶことも重要です。

・ アスペルガー症候群の学生に関してもっとも心配されることは
　　— いじめの標的になる
　　— 自覚なく、ストーカーとなる
　　— 忘れっぽさから、あるいは標的にされて所有物をなくす
　　— 周りに注意を払うことが足りないために大学構内での安全が脅かされる
　　— 寮や教室で、感情の爆発がある

教員のための参考資料

アスペルガー症候群
定義

　「社会的交流、コミュニケーションにおける欠陥がある神経発達上の障害。反復的あるいは常同的な行動があり、考えや感情を理解し使う能力にも影響がある」[1]

アスペルガー症候群は自閉症スペクトラムの中では障害が軽度で、しばしば高機能障害と呼ばれることがあります。

---

[1] Attwood, T. (2007).

典型的な症状:
- ☐ 目合わせをあまりしない
- ☐ 不適切な社会的やりとりがある
- ☐ 限定された関心ごとにとても強い興味を持つ
- ☐ 平均以上のあるいは優れた知能を持つ
- ☐ 言葉の抑揚がない
- ☐ 衝動的である
- ☐ 文字通りに言葉を受け取り、思考が頑なである

教室での行動:

学生はもしかしたら:
- ☐ 会話を独占してしまうかもしれない
- ☐ 質問に答えるときに話がそれるかもしれない
- ☐ 長い授業では集中できずに気が散った様子を表すかもしれない
- ☐ 自分を刺激するような行動（体を揺らしたり、ものを軽くたたいたり、「ストレスを感じた時用のグッズ」で遊んだり）をするかもしれない
- ☐ 議論をふきかけることがあるかもしれない

対応:
- ☐ 授業中に休憩を入れる、特に体を動かすような時間を作る
- ☐ 正しい答えに焦点が向くように質問の方向を再度修正する

教員のためのアスペルガー症候群の学生との連携ガイド

アスペルガー症候群は社会的なやりとり、コミュニケーションに欠陥があり、反復行動を伴う発達障害です。中心となる特徴は他の人の考え、感情そして動機が理解できないこと、そして自分自身の行動を調節できないことにあります。

以下の性質はアスペルガー症候群を持つ個人に典型のものです。この障害の幅広さと複雑さのために該当する性質を一人の学生にすべて見出すことはないかもしれません。しかしこれらの特性を理解して頂くことは大事です。なぜなら、

それらの特性のために彼らは誤解されるような行動を取ってしまうことがあるからです。時には行動が妙で普通でない、あるいは失礼なものになることもありますが、それはアスペルガー症候群の症状であって、わざとやっていることではないのです。

一般的な特質：
- 他の人の、身体表現、意思表示や表情をしばしば誤解する
- 他の人の意志や気持ちを理解することが難しい
- 助けを求めるのが難しい
- 不器用そうな動き、不自然な体の動き、そして反復性のある行動
- ものごとの全体像を見るのが難しく、細かい点を執拗に繰り返す（木を見て森を見ず）
- スケジュール上の移動や変更に対処するのが難しい
- ものごとを変化させずに「そのまま」にしておきたい
- 順序立てるのが難しい（仕事にとりかかる、計画する、実行する、そして終える）
- 抽象的な考えができない（具体的な、無関係な細かい点に固執し、一般化することが難しい）
- 触覚、聴覚、視覚に対し異常なほど繊細で、時に処理できないほど感覚が過重になる

機能への影響

コミュニケーションと交友関係
- 対人関係を作り維持することが難しい
- 目合わせが乏しい、あるいはまったくできない
- 対人的なルールを理解することができない（個人のプライベート空間など）
- 相互的なやり取りができない（あなたと一緒に会話をするというよりも、あなたに向かって私が話す）
- 会話や質問がそれたり、繰り返されたりする

- 限られた興味のため、打ち解けた会話としては異常であったり固すぎる話題となる
- 奇妙なスピーチの抑揚、音量、リズム、速さ
- 言葉を字義通りに理解（2つの意味の可能性があることを理解するのが難しい、比喩や皮肉がわからない）

〔ヒント〕
- 本当にそのことを意味しているのでなければ、「いつも」や「決して」といった絶対的な言葉を使わない
- 宿題、提出日などを変更するときは口頭に加えて書面での指示も渡す
- 障害学生支援サービス室と連絡を取る（連絡先の名前と電話番号をここに）
- もし以下のようなことが起こるなら、明確な指示とルールをつくる
  - 学生が必要以上にあなたのところに入りびたり、時間を取ってしまう
  - 授業中の発言量や会話の音量が適切でない

作文
- 提出用の作文に書かれている情報が冗長で、同じことを何度も書いている
- 事実とその詳細は書くことができるかもしれないが、以下のような作文を書くのが難しい場合が多い
  - 他の人の立場になって書く
  - より大きな考えに到達するために情報を統合する
  - 全体像を見るために比較検討する
  - 類推、直喩・暗喩などを使う

〔ヒント〕
- 書き直しをさせる時には、明確で詳細な指示をする

- 作文上の変更部分をリストにする、あるいは番号を打って、変更部分を見つけやすくする
- 見本にすべき作文のルールがあれば、今後のためにそれを別の用紙に書く
- 指示をシンプルに明快にする
- 理解しているかを見るために、指示したことを自分の言葉で復唱させる

例：（学生があなたのオフィスに 1:40 にやってくる）「私たちが一緒に使える時間はあと 20 分です。午後 2 時になったら、「課題をもって家に帰り、あなたのレポートの修正をしなさい」と言いますよ。明日の午後 3 時にこのオフィスに来て、変更箇所を見せてください。」

考えるべきこと：
学生は、洗練された印象的な言葉遣いをし、素晴らしい丸暗記の能力を持っているかもしれません。しかし高いレベルの思考や理解力には困難があるかもしれないのです。彼らは「理解している」という印象を与えますが、実は聞いたり読んだりしたことを繰り返しているに過ぎないのかもしれません。アスペルガー症候群の人たちは「視覚」で学びます。絵、写真やグラフがとても助けになるのです。

教育上のヒント
- コースの履修で必要とされること、試験の日、宿題の締め切り日を明確に規定すること。変更がある場合は早めに伝達すること
- 情報を一般化し、まとめる方法を教える
- 要旨、意味、パターンが大事。細かすぎる点に行き詰らせないこと
- 「台本」を使い、戦略を選択するような教え方をする
- 期待するものはすべて直接的で明確に。あなたの意図を知るために「行間を読む」ようなことはさせない。学生が漠然とした指示を理解することを期待しない。もし学生が学習の面でつまずいているのがわかったら、直接的なフィードバックをする。

- 学業上の技術、特に整理統合の仕方を教えてくれるリソース、を使うことを勧める
- わざわざ、ことわざや二重に意味をなすもの、皮肉を使わない
- もし学生が字を書くのが困難で、コンピューターを使うのが容易なら使わせるのもよい
- 学生が夢中になっている興味を集中や動機づけにうまく使う。この興味に関連したものを、学科が課す論文のトピックとして挙げるなど
- テストの時の環境に、聴覚、光、聴覚などの過敏による影響を考える

授業で困難をきたした学生のための教員への手紙のサンプル

ｘｘ教授殿

　先生の「歴史入門」のクラスに在籍していますケヴィンについてご連絡をさせて頂きます。ケヴィンが私に、彼が障害を持つ学生であることを書いてくれるように頼んできました。この手紙を通して、あなたのクラスでケヴィンが直面している困難についてご理解いただけるとありがたいです。私たちは基本的に学生自身が自分の権利のために自主的に行動することを勧めていますが、時には、このような支援が必要なことがあります。

　ケヴィンについては、入学した最初の学期から障害学生支援サービス室が支援をしています。最近、先生のクラスで起こったいくつかの問題について話をしに来ました。ケヴィンのことをご理解頂くことでコミュニケーションが進み、先生と前向きな関係になることが私たちの願いです。

　ケヴィンの障害は、アスペルガー症候群（AS）と言われる自閉症スペクトラム障害の中では軽度な神経生物学的な障害です。自閉症スペクトラム障害は、社会性、行動、認知という３つの中心的な領域で様々な困難がある障害です。この障害を持つ人はしばしば知的で学業的には恵まれています。子供時代は、彼らが広くて難解な知識を有し、それを誇示する傾向から「小さな教授」と呼ばれることもあります。ASの青年はしばしば高等教育の知的な環境で成功する人たちと考えられています。

　この高い知能にも関わらず、ASの人の認知力は字義通り、つまり読んだままです。多くの学生は細かい点にばかり集中し、様々な領域の知識を統合することが難しく、「木を見て森を見ず」になってしまいます。曖昧さに面した時には、頑なになり完璧主義になります。これが先生のクラスでも、課題についての先生の意図を理解しようとするときに起こるのです。

ASのある人は対人関係で苦労します。書き言葉も話し言葉も使うのに、多くの人は社交的なコミュニケーションや、双方向の会話を大変難しいと感じます。それ以上に、人々との会話から他人の考えを知るのに苦労します。認知の頑なさと相まって、この固いコミュニケーションスタイルは偉そうに聞こえたり、好戦的に聞こえたりしますが、実際は決してそうではありません。

　ケヴィンが先生のクラスでかかえている問題を説明してくれましたが、それらは明らかに彼がASであるからでした。彼はこの学期、「修学上の配慮」を要求しませんでした。しかし今回は、同じような状況になった他のクラスで役立ててもらえた提案をしたいと思います。これらはあくまでも提案であり、配慮をしなければならないというものではありません。私たちはこの問題には柔軟でありたいと思っています。先生がケヴィンとこの提案について話し合ってくださることを願っています。

　ケヴィンは課題レポートの作成について、（間違った理解をもとに、あまりにも多くの時間を費やしてしまう前に）一定の明快なフィードバックがほしいと思っています。たとえば、彼には早い時期に課題を説明する機会を作るとか、アウトラインを渡す、下書きを頻繁に提出させるなどが考えられます。もしもクラスのテスト、あるいは試験としてレポートが課せられる場合は、出題意図を明確にするために短いミーティングを持ったり、頻繁に下書きを出すのを認めることが彼の助けになるでしょう。ケヴィンは課題について他の学生とは少し違う捉え方をする、と単純に理解して頂けると、彼の奮闘がわかって頂けると思います。

　ケヴィンも私も、先生が彼の状況を理解し、クラスでうまく活躍できるように助けてくださることを感謝します。もしほかに何か私の方でお手伝いできることがありましたら、いつでもご連絡をお取りください。どうも有難うございます。

障害支援スタッフ

ストレス体験後の「詳細分析」サンプル

何が起こるか：「経済学」のクラスが、1日だけ他のビルに変更になった。ケヴィンは、そのビルに定刻に着くのは難しいと思っていた。

感覚的な問題：授業の開始前の時間、廊下や外の歩道は学生らでいっぱいになる。騒音や多くの人が周囲に充満することは、普段、早めに移動することで問題を避けてきたケヴィンにとっては過剰な感覚刺激になる。

不安：ケヴィンの不安は「授業に遅れるかも」ということで頂点に達する。感覚刺激が過剰になった彼は自分の腕と顔をこすり始める（身近に多くの人がいる、という不快感をやり過ごすために）。頭を下げて歩きながら、腕こすりがさらに激しくなる。授業が行われるビルに着くころにはメルトダウン寸前だ。そのぎりぎりのところで彼は、障害支援サービスのスタッフが何度も彼をこの建物に連れて来て、彼の「安全な人」の1人がいるオフィスに案内してくれたことを思い出した。彼が直接アマンダのオフィスに行くと、彼女は電話をしていた。アマンダはケヴィンを見てすぐに電話をきり、彼女のオフィスに招きいれた。

状況のレビュー：アマンダは何が起こったかを尋ねた。応える代わりにケヴィンは「数分間一人になれるか」と尋ねた。アマンダは彼を部屋に残し、ケヴィンはいくつか自分を落ち着かせる方法を取った。腕と顔は既に赤くなっていたがこすり続けた。5分後アマンダは戻り、何があったのかケヴィンに尋ねた。彼女は、メルトダウンしそうな時にはこのオフィスに来ればいい、ということを彼が覚えていたことをほめた。

ケヴィンは何が起こったかを説明し、何を感じたかを話した。アマンダは（障害支援サービス室の研修を受けていたので）彼から適切に経緯を聞くことができた。連絡を受けた支援スタッフには、今、ケヴィンが落ち着いて（でも大変疲れて）いることがわかった。支援スタッフがケヴィンのところに来て、授業

のノートが入手できることを説明し、その日の午後に今回の件について話し合う約束をした。そして今日は授業に行かないことを決め、寮の途中まで送った。ケヴィンは約束どおり、支援サービス室にやってきた。眠くもあったけれど、こんな経験は繰り返したくない、次の時にはもっとうまくやりたいと願っていた。

＊この文章における、「詳細分析 Autopsy」（Lavoie, R（1994）.）とは、学生と支援スタッフ、メンターそして臨床家が、何が起きたかを順序立てて振り返り、何がうまくいって何がうまくいかなかたか、どうすればよかったかを問題解決の観点から振り返るものを言う。さらなる情報は Lavoie, R（1994）. を参照。

付録 G 書式とツールのサンプル⑤

雇用のためのツール

- 職場のカルチャーを知るワークシート
- 職場の比較ワークシート
- オフィスの服装ワークシート
- ヒント集
  ——職場になじむために
  ——電話の応答
- 入室のルール　ワークシート
- 採用面接　ワークシート
- 雇用主への情報開示同意書サンプル
- 実習用ユニットの概要サンプル

ワークシートとヒント集は障害者支援サービスのスタッフと一緒に使用するか、アスペルガー症候群の学生で仕事やインターンを始めるものが、初日の準備のために事前に使用します。またはアスペルガーの学生が上司との継続的な研修の一環に使うかもしれません。すべてのワークシートやヒント集は学生が話し合い、内容を反復し、仕事のリハーサルをする目的で作成されました。

職場のカルチャーを知るワークシート

部門　_____
この部門は何をしていますか？_____
どのような人たちがこの職場を訪問しますか？

種類	訪問が多い	訪問が少ない
事務員		
教員		
来客		
入学予定の学生		
他の事務室のスタッフ		
学生		

この職場はドアのある個室が多いですか？
□　はい　　　　□　いいえ
この職場はつい立てで区切られたオフィスが多いですか？
□　はい　　　　□　いいえ
この職場は仕切りのない空間で、様々なスタッフが色々な仕事をしていますか？
□　はい　　　　□　いいえ

男性職員はネクタイやスーツを着ていますか？　　□　はい　　　□　いいえ
女性職員はパンツスーツやドレスを着ていますか？□　はい　　　□　いいえ

仕事をするために人々が電話をかけたり立ち寄ったりすることが多い職場ですか？

☐ はい　　　☐ いいえ

この職場は固苦しいオフィスですか？　☐ はい　　☐ いいえ
どうしてそう思いますか？

_____

この職場はカジュアルなオフィスだと思いますか？☐ はい　　☐ いいえ
どうしてそう思いますか？

_____

職場の比較ワークシート

部門	堅苦しい職場か	カジュアルな職場か	見知らぬ人に関わるか	関わる人は限定的か	なじむのに必要なこと

オフィスの服装ワークシート

スタッフ	ジーンズ	スラックス・チノパン	ネクタイ	襟ありシャツ	Tシャツ	サンダル	スーツ	ドレス・スカート	運動靴	ドレスシューズ

ヒント集

職場になじむために

1. 職場に到着した時に「おはよう」や「こんにちは」と適切に挨拶することを忘れないようにしましょう。
2. 週末や天気の話、前に職場を出てから今日までの間に起こった面白いことがあれば、皆と手短に話すことはいいことです。でも早めに切り上げて仕事を始めましょう。
3. お昼ご飯や休憩に出る前に、誰かオフィスに残って電話番をする人がいるかを確認しましょう。

4. 休憩時間に電話番が他にいて、自分も他のスタッフの仲間に入って休憩したいときは「一緒に休憩していいですか？」と聞きましょう。
5. 人の話に興味を持ちましょう。もし入ったら話す順番に気を付けて、会話を占領してしまわないようにしましょう。
6. 誰かがあなたを誘った時に、もし参加したくなければ、「有難う」と感謝をし、他のプランがあることと、別の機会には参加したいと伝えましょう。
7. 服装が職場の皆と合っているように心掛けましょう。
8. 何かが必要なときや問題があるときは、誰かに助けをお願いしましょう。
9. もし誰かが助けを求めていて、それをあなたが解決できるなら、手伝いを申し出ましょう。
10. 締め切りを守りましょう。
11. もし誰かがしていることがあなたにとって不快な場合、それをどのように対処すればよいか上司に相談しましょう。
12. 職場を出るときは「さようなら」「また明日」と皆に声をかけましょう。

ヒント集

電話の応答

1. 電話はベルが4回鳴るまでに取ります。もしあなたが電話番をしていたり、電話を取る担当ならば、時間内に電話を取るようにしましょう。
2. 電話の受け応えは、勤務先のやり方に従いましょう。
3. もし電話が鳴った時にあなたが誰かに応対していたら、「申し訳ありません、失礼します」とその方に言ってから電話を取りましょう。
   - 電話で質問されたことの答えを知っており、短くて済むならば、すぐに答えましょう。
   - もし答えを知っているけれど答えが長いなら、「少々お待ちください」と答えましょう。
   - 電話をかけてきた人を30秒以上待たせてはいけません。もし今応対している目の前の人との用事が1分以上かかるならば、電話の相手の名前と電話番号を聞き、かけなおすことを伝えます。

- もしもあなたに答えがわからないなら、「少々お待ちください」と答えて保留にし、応対している人の方をまず終わらせます。
4．すべての伝言はその部門のやり方に従います：メモをするなら、電話の日付と時間を書きます。そして電話の相手の名前に間違いがないかを確認します。電話番号を書き留めたら「繰り返します」と言って復唱し、間違いがあれば直します。
5．伝言は自分の机の上には残さず、職場のルールに従います。

入室のルール　ワークシート

誰?	ドアは開いてる?		割り込み・邪魔をして良い?		例外	どうやって?
	Yes	No	Yes	No		
ウェルチ学部長	○		○		ウェルチ学部長がオフィスで電話中か誰かと話しているときは邪魔をしない。もしどうしても大事な用事ならば（まずは秘書のリンダか他のスタッフに確認をすること）、割り込みをしても良い	軽くドアをノックし「失礼いたします、ウェルチ学部長」と言い、割り込みをする理由を説明する。
ウェルチ学部長		○		○	時々ウェルチ学部長は、一部の電話、訪問者や状況でなければ邪魔をされたくないという指示を残すことがある。よくわからない場合は秘書のリンダか他のスタッフに確認をする。	軽くドアをノックし、「お邪魔してすみません、ウェルチ学部長、実は……」と邪魔をする理由を説明する。

ウェルチ学部長		○	○		邪魔をする回数をできるだけ減らしましょう：邪魔をしても大丈夫か、秘書のリンダか他のスタッフにアドバイスをもらいましょう。	もしウェルチ学部長が2、3回の邪魔を気にしないとしても、オフィスからの音を遮るためにドアを途中まで閉めることがあります。軽くドアをノックして「失礼します、ウェルチ学部長」と声をかけ、割り込みをする理由を説明します。
カルモン氏	○			○	カルモン氏がドアをきっちりと閉めていることはほとんどありません。もし途中までドアが閉まっていたら、決まった電話、訪問か状況でなければ邪魔をされたくないということです。よくわからない場合は秘書のリンダか他のスタッフに尋ねましょう。	ドアを軽くノックし、「お邪魔をしてすみません、カルモンさん」と邪魔をした理由を説明する。
アドバイザー				○	アドバイザーはドアのないパーティションで囲まれたオフィスで働いています。	アドバイザーのスケジュールを確認します。アポイントメント、ミーティング、学生との仕事が入っていたら邪魔をしません。訪問者のメッセージを受けます。もしその人がしつこく頼むようならば秘書のリンダか他のスタッフに尋ねましょう。

採用面接　ワークシート

〈面接会場に着いたとき〉

面接の会場に着いたらまず秘書か受付の人を探し：

「こんにちは。私の名前は＿＿＿＿＿＿＿と申します。＿＿＿＿＿＿＿さんと＿＿＿＿＿＿＿の仕事の面接のお約束があり参りました。」

秘書・受付の人が対応してくれたら、お礼を言います。

〈面接者に会ったとき〉

面接者が来た時には、まず立ち上がり（あなたが座っていたなら）お辞儀をして、次のように言います：

「こんにちは。私の名前は＿＿＿＿＿＿＿と申します。お時間を取って頂き有難うございます。」

面接者が座ってから自分も座ります。

〈面接の最後に〉

面接者が、今日は来てくれて有難うと言って立ち上がったら、面接は終わりです。

立ち上がり、お辞儀をして、次のように言います：

＿＿＿＿＿＿＿さん、お時間を取って頂き、有難うございました。

雇用主への情報開示同意書サンプル

学生の名前　_____
学生番号　　_____

住所　_____

_____

電子メールアドレス _____

電話番号　_____　携帯 ☐　　自宅電話 ☐

私は障害支援サービスセンターとキャリア支援室が、私のフルタイムあるいはパートタイムの雇用につながるよう、インターンシップ、研修、試用期間を手配するために情報を開示することに同意します。

署名　_____

日付　_____

実習用ユニットの概要サンプル

I. 前置き
    A．このプログラムの目的とゴール
    B．このプログラムはどんなものか
    C．実習場所としての大学

II. 仕事の基本を学ぶ
    A．仕事の内容
    B．実習生に対する基本的な要望
        1. 出勤
        2. 職場の組織図の理解
        3. 仕事をきちんと終わらせ、締め切りに間に合わせる
        4. 昼食と休憩時間
        5. コンピュータの正しい使用法
        6. 電話の正しい使用法
    C．職場のカルチャー
        1. 適切な服装
        2. 名前と役職
        3. 職場での社交スキルを身に着ける
        4. 職場のポリシー（方針）と手順

III. アドバイザー（メンター）の指導を受ける

IV. モジュール　I：大学での仕事場を見つける
    モジュール　II：最初の配属先を訪問する
          組織図を学ぶ
          毎日と毎週の予定のタイムマネジメント
          オフィスの言葉遣いを身につける
          職場の人と仲良くなる

　　　　ストレスと怒りをコントロールする

V. モジュールⅢからⅥ：様々な大学での仕事をローテーションで回る
　　　　学んだことについて話し合う
　　　　新たに知った自分の弱みを知る

Ⅵ. モジュールⅦ：キャリア支援室で、仕事に向けてのスキルを身につける
　　　　履歴書を書く
　　　　面接のスキル

解　説

　本書の原著は、米国において 2009 年に出版されている。当時、米国の精神疾患の診断は DSM-IV-TR に準拠しており、同じ広汎性発達障害群に属していても、アスペルガー障害（症候群）は、自閉性障害とは別の疾患概念として記述されていた。
　ところが改訂版の DSM-5（2013 年刊行　邦訳は 2014 年）では、これらが統合されたため、アスペルガー障害は「自閉症スペクトラム障害」のなかに埋もれてしまった。「この人はアスペルガー障害か高機能自閉症か」といった、支援する上ではあまり実益のない議論が沸騰したせいかもしれない。
　しかし実のところ、スペクトラムのなかで軽度あるいは高機能を示す「アスペルガー症候群」を理解することの重要性は、日本においても今、高まる一方なのだ。

　2016 年 4 月、日本でも障害者差別解消法が施行された。自閉症スペクトラム障害、アスペルガー症候群（学生たちが「自閉症」よりも「アスペルガー」を好むのは米国でも同様、と聞く）は、この法律にいう差別解消つまり支援の対象である。

　高機能集団を抱える大学においては、留年、引きこもり、退学、ハラスメントなどについて、発達障害の視点が欠かせないことに気付きつつあり、高機能者ならではの障害特性を理解するだけでなく、彼らへの効果的な支援策を作り上げねばならなくなっている。

　本書には、出版当時すでに 15 年の実践を踏まえた支援策が満載されている。さまざまな書式やサンプル（付録 C〜G）を眺めると、「こんなに細かく訊ねるのか？」と驚き、観察を促すワークシートに、「なるほど」と膝をうち、そ

して、「本人に、何ができて何ができない（と思っている）のかをチェックさせること自体が、支援の入り口だなぁ」としみじみ感動する。この感動の原点にあるのは、著者らがアスペルガー症候群の子どもの母親である、という事実である。

と同時に、著者のウォルフ博士は一流の神経心理学者である（もちろん、他の二人も一流だ）。付録A（認知科学理論とその臨床像）、付録B（基本的な科学知識）ほど、的確でしかもわかりやすい研究紹介を私たちは知らない。しかも、そこに示された豊富な引用によって、原著者らが生み出した支援方法に、疑問の余地のないほどの裏づけがなされているのだ。

ウォルフ博士が障害者センター所長を務めるボストン大学は、米国東部のマサチューセッツ州にあるが、このマサチューセッツ州は特別支援教育発祥の地であり、障害者支援が非常に充実している。

ただ、注意すべき点として、米国は18歳が成人年齢であること、つまり"大学生"は、（飛び級や入学年齢が早くない限り）全員成人であること、義務教育の年齢は州により違い、マサチューセッツ州では6歳から16歳までが義務教育であること、が挙げられる。何かにつけ、学生本人の情報開示同意書（付録E）が必要なのは、訴訟社会の米国ならではという側面があるにしても、本人がオトナとして判断の主体であることを自覚させる重要な作業でもある。

ここでは、大学入学前の米国の公教育制度、特に特別支援教育の実情について紹介しておきたい。

症状の重さにより、高校卒業まであるいは21歳までと支援の期間に違いはあるものの、以下の特別支援教育は基本的に無償である。これらのサービスを受けた後、「移行期」の支援を受けつつ、大学に進学できる青年は障害者サービスセンター（本書ではDS室）が引き受けて支援をすることになる。

高校までとの大きな違いは、個人につくチューターの費用や個人レッスン、たとえばソーシャルスキルトレーニングに参加する費用などは、学生（親）の負担となることである（非常に高額になることも多い）。

1. 米国の特別支援教育 (Special Education)

米国の公教育では、1975年に障害者教育法が制定され、3歳から21歳までの特別なニーズのある学生に対して「適切な教育」を「無料で」「制約が最小限の環境で」受ける権利を保障している。

○米国では約13%の学生が支援を受けている[1]。

○米国の特別支援教育には、さまざまな形態がある。ニーズのある生徒だけを集めた教室もあれば、通常の教室に席を置きながら支援が必要な科目のみリソースルームで授業を受けたり、通常の教室で補助員つきで授業を受けたり、また特別支援教育専門教師が通常学級の授業に入り、学習障害のある子どもに必要な援助をする場合もある。

2. IEPと多分野の専門支援チーム

○親、または子どもと関わる人々(保育士、教師、小児科医など)がその子どもの発達、学習、行動、注意、情緒、運動面などにおいて何らかの問題があり、日常や学校生活に支障をきたしているとみなした場合、居住している地域に相談できる窓口が設置されている。州により多少の違いがあるが、子どもが3歳未満の場合は、市や郡が行っている「早期介入プログラム (Early Intervention)」、3歳以上は同じく学校区の「特別支援教育委員会」が窓口となる。

○学齢期では特に子どもに身体的、言語、コミュニケーション、行動、注意力、社会性、情緒、運動能力、また学習障害のような学習に関する問題があり、学習や学校生活に支障をきたすと学校が判断した場合、保護者に対して、各学校区によって行われる診断査定を受けることを勧める。

○この査定では、健康診断(小児科医)、生育歴(ソーシャルワーカー)、心理発達診断査定(スクールサイコロジスト)、教育査定(教師)、行動観察(スクールサイコロジストやソーシャルワーカー)が主に行われ、必要に応じて言語査定(言語聴覚士)、微細運動能力や粗大運動能力の査定(作業療法士や理学療法士)、精神科や神経心理科による査定(専門医)が行われる。

○査定を受ける子どもが英語以外の言葉を家庭で話す場合、その言語を使っ

---

1) National Center for Education Statistics (May 2016) http://nces.ed.gov/programs/coe/indicator_cgg.asp

て査定を受ける権利がある。査定の質を保証するため、その州で資格認定されている専門家が行わなければいけない。

○これら各専門家による診断査定の情報をもとにミーティングが開かれ、向こう一年間の個人のニーズにあった支援サービス Individualized Education Program：IEP（個別教育プログラム）が決められる。ミーティングは特別支援教育の管理職を中心に、特別支援教育教師や各科の教師、ガイダンスカウンセラーやスクールサイコロジストと子どもの両親が参加し、州により違いがあるが14歳から16歳になれば本人も参加することができる。

○IEP には州が決める障害分類、子どものニーズと現状、支援の詳細、一年間の指導目標と目標達成の判断手段と基準まで詳しく記載される。このミーティングは最低一年に一度開かれ、内容を再検討する。また年度途中に保護者が改正のためにミーティングの開催を依頼することができる。

○査定と同様、日常の支援も多分野の専門家からなる支援チーム（Multi-disciplinary team）によって行われ、そのメンバーは特別支援教師、各科教師、スクールサイコロジスト、ガイダンスカウンセラー、言語聴覚士、作業療法士、ESL 教師、看護師などで IEP に応じた支援プログラムが行われる。

渡邊哲子
藤川洋子

あとがき

　縁あって、障害者差別解消法の施行を機に、国立大学の障害学生支援を担当する部署で仕事をすることになった。
　長く青少年の発達障害を専門にしてきたが、家庭裁判所調査官あるいは臨床心理士として調査や鑑定で扱ってきた犯罪少年たちとはまったく勝手が違う。そもそも「修学上の配慮」という言葉自体になじみがないのである。あちこちの勉強会にも通ってみたが、「(かばうのではなく) 本当の学力、適応力を身につけてもらうにはどうしたらよいのか」と考え込むばかりであった。

　困ったときは、渡邊哲子さん (訳者) である。
　彼女のネットワーク (JB ライン) は素晴らしく、2016 年春にボストンを訪問すると、まず、在ボストン日本総領事館の会議室で、大学の支援スタッフだった潮崎泰子さん、州の障害者リハビリセンターのカウンセラー、有香ラングレイスさんからお話をきくことができた。
　それを踏まえて、数校の大学の障害学生支援室ばかりでなく、障害児 (者) 支援のセンターや法律事務所、障害者用グッズのショールームなどを案内していただいた。

　自閉症センターを訪れた際、ボランティアとして働いていた方 (障害学生の母親) から、「ちょっと待ってね」とわざわざコピーして渡されたのが、この本の表紙であった。
　続いてボストン大学にウォルフ先生その人を訪ね、私の大学のパンフレット (英文名は Kyoto Institute of Technology) を渡すと、先生はちょっといたずらっぽく Technology のところを指差し、「(障害学生さん) 多いでしょ」とにっこりされた。たちまち打ち解けることができたのは言うまでもない。
　そんななか、ワインと手作りの和食をご馳走して下さったのが、「スペシャル・

ニーズの会」の本山真弓さん（訳者）をはじめとする素敵なお母さんとその仲間たちだったのである。

　そうしてできたのが、この本である。日本の支援現場が必要としていることをまず届けたいから、と原著者には、日本の読者にピンと来にくい部分（主に学生寮や大学組織）を割愛することの承諾をいただいた。原著は337ページもあるが、相当の意訳を行い、文章も本の重量も軽くなるようこころがけた。

　日本評論社の遠藤俊夫さん、装幀の駒井佑二先生には、数々の無理をお願いした。根気強く、このように美しい本にしてくださったことに、心から感謝している。

2016年12月

訳者を代表して
藤川洋子

● 著者紹介――

ロレーヌ・E・ウォルフ（Lorraine E. Wolf）
　心理学博士。ボストン大学障害者センター所長、ボストン大学医学部精神科臨床助教授。ADHD、学習障害、精神障害、自閉症スペクトラムの学生に関する著書・講演多数。

ジェーン・ティアーフェルド・ブラウン（Jane Thierfeld Brown）
　教育学博士。イエール大学医学部付属イエール児童研究センター臨床助教授、コネチカット法科大学院学生センター前所長。

G・ルース・クキエラ・ボルク（G. Ruth Kukiela Bork）
　教育学博士。レスリー大学障害学生アクセスサービス部所長。

● 監訳者紹介――

藤川洋子（ふじかわ・ようこ）
　京都工芸繊維大学アクセシビリティ・コミュニケーション支援センター長、京都ノートルダム女子大学名誉教授。臨床心理士。元家庭裁判所調査官。自閉症スペクトラム障害に関する著書・講演多数。

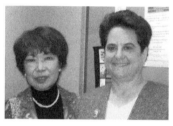

ウォルフ博士と監訳者（左）

● 訳者紹介――

渡邊哲子（わたなべ・さとこ）
　マサチューセッツ州公認ソーシャルワーカー。南カリフォルニア大学ソーシャルワーク大学院修了。日系ボストニアン・サポートライン（JB Line, Inc.）創設、代表。

本山真弓（もとやま・まゆみ）
　翻訳家。米国マサチューセッツ州認定プリスクール教師。ボストン地区の日系障害者ファミリーサポートグループ（Boston Special Needs）創設メンバー。

アスペルガー症候群の大学生
――教職員・支援者・親のためのガイドブック

2017年2月15日　第1版第1刷発行

著　者――ロレーヌ・E・ウォルフ、ジェーン・ティアーフェルド・ブラウン、G・ルース・クキエラ・ボルク
監訳者――藤川洋子
訳　者――渡邊哲子、本山真弓
発行者――串崎　浩
発行所――株式会社　日本評論社
　　　　〒170-8474　東京都豊島区南大塚 3-12-4
　　　　電話03-3987-8621（販売）　-8598（編集）　振替 00100-3-16
印刷所――港北出版印刷株式会社
製本所――井上製本所
装　幀――駒井佑二

検印省略　Ⓒ Fujikawa,Y.,Watanabe,S., Motoyama,M.　2017
ISBN 978-4-535-98449-3　Printed in Japan

JCOPY 〈(社)出版者著作権管理機構 委託出版物〉
本書の無断複写は著作権法上での例外を除き禁じられています。複写される場合は、そのつど事前に、(社)出版者著作権管理機構（電話 03-3513-6969、FAX 03-3513-6979、e-mail：info@jcopy.or.jp）の許諾を得てください。また、本書を代行業者等の第三者に依頼してスキャニング等の行為によりデジタル化することは、個人の家庭内の利用であっても、一切認められておりません。

子どもの面接ガイドブック
──虐待を聞く技術──

ウェンディ・ボーグほか［著］
藤川洋子＋小澤真嗣［監訳］

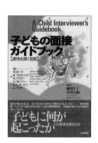

虐待事件が持ちこまれ、被害者である子どもへの面接を行い、証言をきちんと取るにはどうすればよいのか……。虐待先進国アメリカで「裁判の証拠にするための面接」の技法をくわしく解説した司法面接ガイドブックの決定版。

◆A5判／本体1,900円＋税

だいじょうぶ！親の離婚
●子どものためのガイドブック●

ケント・ウインチェスター、ロベルタ・ベイヤー［著］
高島聡子＋藤川洋子［訳］　本山理咲［装画］

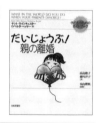

もう一緒に暮らさない、と決めてしまった両親を持つ子どものための本。親たちのトラブルに巻き込まれないためのアドバイスが満載。

◆A5変型判／本体1,500円＋税

―こころの科学叢書―
非行と広汎性発達障害

藤川洋子［著］

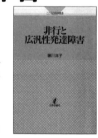

日本で初めて非行と発達障害の関係について言及した記念碑的論文をはじめ、発達障害理解に欠かせない必読論文を集めた珠玉の論集。

◆四六判／本体1,700円＋税

日本評論社
https://www.nippyo.co.jp/